Wolfgang Krüger

Liebe, Macht und Leidenschaft

HERDER spektrum

Band 5748

Das Buch

Viele Liebesbeziehungen scheitern daran, dass die Partner die Machtprozesse, die von Anfang an unbewusst zwischen ihnen ablaufen, nicht rechtzeitig erkennen. Wenn also Paare ihre Liebe retten und erhalten wollen, müssen sie sich der Machtprozesse bewusst sein, denen sie im Stillen ausgesetzt sind. Macht und Umgang mit Macht ist etwas völlig normales, das keine moralische Abwertung verdient. Nur wenn sich Paare dieser Tatsache stellen und ihr eigenes Machtpotential erkennen – jeder Partner bei sich – können sie lernen, mit dieser Macht umzugehen und sie zu bändigen. Das Buch macht an vielen Beispielen aus der Beratungspraxis deutlich, wie es gelingen kann, die Partnerschaft zu festigen und eine glückliche Liebe zu genießen. Leserinnen und Leser gewinnen die überraschende Erkenntnis, dass nicht die Machtbedürfnisse der Feind der Liebe und der dauerhaften Beziehung sind, sondern der falsche Umgang damit. Der Autor räumt mit dem verbreiteten Irrtum auf, dass Macht in der Partnerschaft mit der Liebe nicht vereinbar sei. Er zerstreut alle Vorurteile, Verunsicherungen und Ängste und zeigt konkret und praxisnah, nach welchen Regeln Machtspiele ablaufen, wann sie eine Gefahr für die Beziehung werden und vor allem, wie die Partnerschaft – trotz Macht – gelingen kann.

Der Autor

Dr. Wolfgang Krüger, geboren 1948, hat Betriebswirtschaft und Psychologie studiert. Praxis für Psychotherapie in Berlin mit Schwerpunkt Paartherapie. Bisherige Veröffentlichungen über Gruppentherapie, Eifersucht, Neid, Freundschaft und Geld. Rundfunk- und Fernsehsendungen; Vorträge und Kurse.

Wolfgang Krüger

Liebe, Macht und Leidenschaft

Die Erfolgsregeln für fairen Konfliktausgleich

HERDER

FREIBURG · BASEL · WIEN

Originalausgabe

Gedruckt auf umweltfreundlichem,
chlorfrei gebleichtem Papier

2. Auflage

www.herder.de
Satz: Rudolf Kempf, Emmendingen
Herstellung: fgb freiburger graphische betriebe 2007
www.fgb.de
Umschlaggestaltung und Konzeption:
R·M·E München / Roland Eschlbeck, Liana Tuchel
Umschlagmotiv: Bildagentur Mauritius
ISBN 978-3-451-05748-9

Inhalt

Es ist immer etwas Wahnsinn in der Liebe
Es ist immer etwas Vernunft im Wahnsinn
Friedrich Nietzsche

Die ersten drei Tage der Liebe

In meiner psychotherapeutischen Praxis sitzt eine intelligente, 44-jährige Journalistin, die mir von den Konflikten in ihrer Liebesbeziehung berichtet. Sie war lange Zeit allein gewesen, hatte sich sehr nach einer Partnerschaft gesehnt und traf vor sechs Monaten den Mann ihres Lebens, den sie im Internet kennen gelernt hatte. Die Journalistin erinnert sich: „Als ich zum ersten Mal seine Stimme am Telefon hörte, wusste ich: der ist es. Dann verabredeten wir uns in einem Gartenlokal, wir haben uns wunderbar verstanden. Er hatte eine schöne Stimme, hatte so warme Hände, war gebildet, konnte gelegentlich zuhören. Er wusste, was er wollte, wirkte sehr entschlossen. Von seinem werbenden Verhalten fühlte ich mich fast überrannt. Das war ich nicht gewohnt. Er war eben ein Ausnahmemann. Auf ihn hatte ich immer gewartet. Ich schwebte wie auf Wolken."

Die verliebte Frau war irritiert, wenn er sich manchmal einen Tag nicht meldete, hatte dafür aber auch Verständnis, da er sehr viel arbeiten musste. Sie war etwas verwirrt, wenn er manchmal sehr viel über sich redete und sich immer wieder über seine frühere Frau aufregte, von der er sich nach einem großen Streit getrennt hatte. Da sie sich oft in seiner Wohnung aufhielt, half sie ihm viel im Haushalt, passte sich an seine Lebensvorstellungen an. Obwohl sie lieber an die Küste gefahren wäre, ging sie mit ihm auf eine Bergwanderung. Obgleich sie Rückenprobleme hatte, unternahm sie mit ihm eine Bootstour. Sie tat dies auch, um in die Beziehung zu investieren. Sie wollte nicht wieder so kritisch sein wie in früheren Liebesbeziehungen. Immerhin war ihr Partner wesentlich lebendiger und interessanter als ihre bisherigen Männer. Und wenn sie in den Spiegel schaute, bekam sie oft das Gefühl, dass sie den Höhepunkt ihres Lebens schon überschritten hatte. Sie war sehr selbstkritisch, aber kritische Gedanken gegenüber dem Partner schob sie zurück, zu übermächtig war in ihr das Liebesverlangen. Sie merkte zwar nach zwei Monaten, dass er zu viel Alkohol trank und erinnerte sich, dass er schon immer gern eine Flasche Wein öffnete, wenn sie abends kam. Diese Beobachtung beunruhigte sie ein wenig, aber dann genoss sie doch die langen Spaziergänge mit ihm, seine Zärtlichkeit, seine Wärme. Bis sie nach vier Monaten spürte, dass er ihre Bedürfnisse kaum noch beachtete, seine Anliegen immer stärker durchsetzte. Nach fünf Monaten spöttelte er herum, die Beziehung wurde zunehmend eisiger. Die Patientin hatte innerlich das Gefühl, eine Bruchlandung zu erleben. Sie hatte monatelang nicht realisiert, dass der Partner sehr konsequent seine Beziehungswünsche durchsetzte, während sie noch verliebt war. Fast naiv glaubte sie an die große Liebe und merkte nicht, dass sie zunehmend in eine Unterlegenheitsrolle geraten war.

Das Samenkorn der Liebe

Die attraktive Journalistin war so froh, diesen Mann gefunden zu haben, dass sie lange Zeit ihre Beobachtungen nicht genügend ernst nahm und Probleme verdrängte. Sie war bereit, viel in die Beziehung zu investieren und sich diesem Partner anzupassen. Ihr war nicht klar, dass in jeder Liebesbeziehung kritische Punkte enthalten sind, mit denen wir geschickt umgehen müssen, um die Liebe zu bewahren. Wenn die Liebe gescheitert ist, müssen wir eingestehen, dass die wichtigsten Streitpunkte schon von Beginn an vorhanden waren. Wie bei einem Samenkorn ist in den ersten Minuten und Tagen einer Liebesbeziehung schon alles enthalten, was die spätere Beziehung ausmachen wird. Auch die Gründe des Scheiterns waren von Anfang an vorhanden. Wir haben sie nur anders bewertet, teilweise ausgeblendet und verdrängt. Diese Erkenntnis vertrat auch der Paartherapeut *Michael Lukas Moeller*. Er war überzeugt, dass „die ersten Minuten die gesamte künftige Bindung bis in tiefste Einzelheiten (enthalten). Das meiste bemerken die Partner nicht, sie können es gar nicht; denn es ist unbewusst. Doch verblüfft viele der geradezu prophetisch anmutende Charakter der ersten Minuten, die sich später erst in ihrer ganzen Tiefe offenbaren."[1]

Der Machtaspekt der Liebe

Aber worauf müssen wir schon in den ersten Minuten und Tagen der Liebe achten? Was führt in mehr als 50 % der Partnerschaften zum Zerfall der Liebe? Wenn man bedenkt, wie stark die Liebe fast immer am Anfang war, wie sehr man sich aufeinander gefreut hat, wie glücklich man miteinander war – müssen es gewaltige Kräfte sein, die zum Schiffbruch der Liebe führen. Kleine Konflikte könnte man lösen, über Meinungsverschiedenheiten reden. Doch die meisten Partnerschaften scheitern vor allem an Machtproblemen. Durch die Machtstrategien werden Konflikte verschärft. Hat die Partnerin nicht genügend Zeit für ihn, ist er tagelang wortkarg. Wenn er immer zu spät aus dem Büro kommt, verhält sie sich im Bett abweisend. Der Machtkampf besteht nicht nur in wortreichen Auseinandersetzungen. Vielmehr wird auf den Partner ein massiver psychologischer Druck ausgeübt, auf die eigenen Vorstellungen einzugehen. Dieser Druck ist oft kaum spürbar, aber dennoch wirkungsvoll. Es sind gerade die leisen Beeinflussungen, die so wirksam sind. Da schweigt der Partner bei schwierigen Themen, zieht sich zurück und nimmt paradoxerweise so sehr bestimmend Einfluss auf die Beziehung. Von solchen Machtaspekten ist fast jede Partnerschaft von Anfang an durchdrungen. Selbst sehr nette Menschen kennen Machtimpulse. Gerade am Anfang einer Beziehung lässt sich die Machtverteilung anhand von drei Fragen erkennen:

Wer bestimmt stärker, was in der Partnerschaft passiert?
Wer lenkt bei den Konflikten eher ein?
Wer bewahrt seine Überlegenheitsrolle und ist weniger verliebt?

Allerdings verdrängen wir diesen Machtaspekt der Liebe. Wir glauben, dass es Machtprozesse vor allem in der Politik und im Wirtschaftsleben gibt und hoffen, dass die Liebe davon verschont bleibt. Wir haben sehr romantische Liebesvorstellungen. Wir glauben an die Harmonie der ersten jungen Liebe und hoffen – mit *Friedrich Schiller* –

O, dass sie ewig grünen bliebe,
die schöne Zeit der jungen Liebe.

So ist es kein Zufall, dass mir bei einer Umfrage 70 % der Interviewpartner sagten, Liebe und Macht passten nicht zusammen. *„Liebe und Macht sind ein Widerspruch"*, *„Wo es Liebe gibt, hat die Macht keinen Platz"* – waren typische Aussagen. Nur 30 % der Befragten gaben zu bedenken, dass es immer Machtprozesse in der Liebe gibt, weil stets unterschiedliche Interessen vorhanden sind. Es sei normal, wenn man diese versucht durchzusetzen. Letztlich käme es auch auf den Machtbegriff an. Dies war auch die Meinung des Berliner Psychotherapeuten *Helmut Albrecht*. Er stellte fest, man dürfe Liebe und Macht nicht spalten. Es wäre falsch, wenn man zwischen der himmlischen Liebe und der bösen Macht trenne. In jeder Liebesbeziehung gäbe es auch Machtprozesse und es wäre wichtig, damit mutig und geschickt umzugehen. Nur so wäre ein Ausgleich der Machtinteressen möglich. Allerdings gab er zu bedenken, dass es auch zerstörerische Machtprozesse gibt. Daran dürfe man sich nicht gewöhnen. Wir sollten nicht alle Liebeshoffnungen begraben und als Illusion ansehen.

Zu Recht haben wir die Hoffnung, dass wir uns in der Liebe verstehen, dass wir uns auch in einer Krise auf den Partner verlassen können. Eine Liebe ist kein Wirtschaftsunternehmen und es wäre zynisch, sie nur nach dem Nutzwert zu betrachten.

Wenn destruktive Machtprozesse die Beziehung bestimmen, wenn einer den anderen nur als Objekt behandelt, ist die Liebe gescheitert. Doch alltägliche Machtprozesse gibt es in nahezu allen Liebesbeziehungen. Sie beruhen darauf, dass jeder andere Lebensvorstellungen hat und diese auch verwirklichen möchte. Daraus resultieren Machtkonflikte und so lautet auch die gängige Definition der Macht: *„Sie ist die Fähigkeit, die eigenen Interessen durchzusetzen."* Solche Machtprozesse müssen nicht laut, nicht spektakulär sein, sie vollziehen sich vielmehr meist leise und schleichend. Und diese Machtprozesse sind auch in jener Zeit wirksam, in denen wir vertrauensselig in den Armen des anderen liegen und ihm die ewige Treue schwören.

Die Koalitionsverhandlungen der Macht

Bereits in den ersten sechzig Sekunden taxieren wir den anderen, erkennen unbewusst seine seelische Stärke oder Schwäche und erahnen sein Beziehungsmuster. Schon in den ersten Stunden des Liebesprozesses beginnt ein Ringen um Macht und nach dem ersten Tag fangen die Koalitionsverhandlungen der Liebe an, in denen die Strukturen der Macht ausgehandelt werden. Es ist deshalb derjenige im Vorteil, der Sehnsuchtsgefühle verspürt und gleichzeitig die Beziehung zu analysieren vermag. Während sich der eher naive Partner im Liebesrausch befindet, werden vom taktierenden Partner die Machtfragen ‚geklärt'. In gewisser Weise geht es dann zu wie auf einem politischen Kongress, wo einerseits miteinander getrunken und auch gefeiert wird. Man demonstriert in der Öffentlichkeit, wie gut man sich versteht. Doch gleichzeitig wird auch verhandelt und der Verhandlungspartner ‚über den Tisch gezogen', wenn er zu naiv ist und auf die Machtspiele nicht genügend achtet. *Milan Kundera* warnt daher die Liebenden, ihre Beziehung würde auf ungeschriebenen Abkommen beruhen, *„die die Liebenden in den ersten Wochen der Liebe übereilt abschließen. Sie sind noch wie im Traum, legen dabei aber, ohne es zu wissen, wie unversöhnliche Anwälte die* *einzelnen Vertragsklauseln fest. O Liebende, seid auf der Hut in diesen gefährlichen ersten Tagen.*“[2]

Leider achten die meisten Liebenden nicht auf diese Machtprozesse, solange sie verliebt sind. Und wenn sie den Umfang der Machtprozesse erkennen, ist für sie die Liebe beendet. Dann scheitern auch jene Beziehungen, die sonst durchaus eine Chance gehabt hätten. Nur wenige Partnerschaften sind von Anfang an so schwierig, dass eine Trennung unvermeidlich ist. Die meisten Liebesbeziehungen scheitern vor allem daran, dass wir Machtprozesse nicht rechtzeitig genug erkennen. Dies führt dann wie bei einer fortgeschrittenen Krankheit zum Zerfall der Liebe. Wenn wir die Liebe retten wollen müssen wir uns dieser Machtprozesse bewusst sein. Wir dürfen die dunkle Seite der Liebe nicht ausblenden. *„Wer nur den Himmel sieht, wird in der Hölle enden“* – lautet eine alte Lebenserkenntnis. Nur wenn wir die Macht in allen Facetten kennen, können wir sinnvoll mit dieser oftmals zerstörerischen Kraft umgehen und sie bändigen. Nur dann können wir unsere eigenen Interessen genügend in die Beziehung einbringen und eine glückliche Liebe genießen. Wenn wir uns weigern diese Machtprozesse zu sehen, zahlen wir dafür einen hohen Preis. Eine 30-jährige Ärztin, die bei mir in Therapie ist, sagte mir: *„Ich mag in einer Partnerschaft nicht strategisch denken. Ich will Vertrauen haben, mich anlehnen. Ich will an nichts Böses denken.“* Dieser Wunsch ist zu verständlich, doch die sehr intelligente junge Frau wurde immer wieder davon überrascht, dass ihr Partner ‚rumzickte‘. Sie war dann immer ‚wie vom Donner gerührt‘, wenn er sie nicht regelmäßig anrief, keine Zeit für sie hatte. Sie würde ruhiger leben, wenn sie manches Verhalten des Partners auch als ein Machtspiel sehen und bewusst darauf reagieren könnte.

Die Werbung als Eroberungsprozess

Bei den Machtprozessen geht es zunächst darum, den anderen zu erobern. Denn ist es fast zwangsläufig so, dass einer mehr liebt als der andere, schon in Flammen steht und begehrt – während der andere zögert und mit skeptischem Blick beobachtet. Der Verliebte muss nun alle Hebel in Bewegung setzen. Schon vor 2000 Jahren meinte Ovid, der Liebende würde sich verhalten wie ein schlauer Räuber – letztlich sei das Wesen der Liebe die Eroberung. Dies geschieht nicht in erster Linie durch Worte, sondern durch ein geschicktes Verhalten, bei dem der Werbende sich vorteilhaft präsentiert, sich dann immer wieder zurückzieht, bis im Umworbenen sowohl Sehnsuchtsgefühle als auch Selbstzweifel („Kann er mich wirklich lieben... so wie ich bin...?") entstehen. Manchmal wird dieser Vorgang als die Technik des Angelns beschrieben, wo es auch darauf ankommt, den Fisch zunächst anzulocken, dann das Anbeißen abzuwarten und schließlich den Fisch an sich heranzuziehen. Andere beschreiben diesen Vorgang als Jagd, als Eroberung. Mitunter hat man den Eindruck, dass es darum geht, eine Burg zu stürmen, eine Festung zu nehmen. Auf jeden Fall ist dies nicht nur ein ruhiger Vorgang, bei dem wir romantisch gemeinsam den Mond betrachten. Es ist auch ein sehr stürmisches Ringen, in dem ein Mensch mit allen Mitteln der Verführungskunst die Widerstände ausräumen will, die im anderen bestehen.

Die Männer und die Steinzeit

Bereits in dieser Werbungsphase werden die unterschiedlichen Machtstrategien zwischen Frauen und Männern deutlich. Während Männer offensichtlich die Überlegenheit anstreben und sich als Gestalter des Liebesprozesses empfinden, gehen Frauen versteckter vor und überlassen den Männern die Führungsrolle. Oft wird dies damit begründet, dass der Mann schon seit der Steinzeit ein Jäger, die Frau die Eroberte sein müsse. Doch eine solche vergangenheitsbezogene Erklärung klingt verharmlosend und verkennt, dass es hier sehr konkret um Macht geht. Ähnlich wie in einem Ringkampf sind Männer in einer besseren Position, weil sie im Wesentlichen den aktiven Part übernehmen.

Sie achten im Allgemeinen sehr darauf, dass sie im Prozess des Werbens die Überlegenen sind. In mehr als zwei Dritteln aller Partnerschaften unternehmen sie den entscheidenden Beziehungsschritt. Allerdings könnten Frauen diese Machtposition infrage stellen, wenn sie nun zögern, zurückhaltend sind und sich zunächst nicht vollständig in die Beziehung einlassen. Ein gewisses Zögern der Frauen ist natürlich wichtig, denn noch immer gilt die Erkenntnis von *Ovid*:

Was man leicht uns gewährt, das nährt nie lange die Liebe.

Wenn Frauen also in dieser Eroberungsphase zögern, so ist dies nicht nur Vorsicht, sondern auch Klugheit. Sie machen damit deutlich, dass sie sich etwas wert sind. Doch es gibt auch Frauen, die grundsätzlich nicht das Ziel haben, sich tiefer in eine Beziehung einzulassen. Oft handelt es sich um sehr temperamentvolle, begehrenswerte Frauen, die das Flirten meisterhaft beherrschen. Wenn sich Männer darauf einlassen, verlieren sie oft vollständig die Kontrolle über das Liebesgeschehen, ihre Gedanken kreisen sehnsuchtsvoll um das Liebesobjekt. Sie fühlen sich ohnmächtig und neigen zur Selbstaufgabe. Da heutzutage auch Frauen sehr häufig Hingabeschwierigkeiten haben und einer engen Liebesbeziehung sehr ambivalent gegenüberstehen, gibt es immer mehr Männer, die in der Werbungsphase aus dem gewohnten Gleichgewicht geraten. Um dies zu verhindern ist es für die meisten Männer extrem wichtig, dass ihnen die Frauen Zustimmung signalisieren. Der typische Flirtblick beim Tanzen, in Cafés, aber auch in einem Museum, bei Vorträgen wird fast immer von Frauen ausgesandt. Er besteht in einem zwei- bis dreisekündigen neugierigen, direkten Blick, wobei die geweiteten Pupillen das Interesse an dem potentiellen Partner anzeigen. Diesen Blick kann man auch als ‚Anmacheblick' bezeichnen, da die Pupillen in diesem Erregungsstadium deutlich auch auf ein sexuelles Interesse hinweisen. Weil die Erweiterung der Pupillen ein Reflex ist, der nicht unserem Willen unterliegt, ist er immer ein sehr verlässliches Kennzeichen für das erotische Interesse eines Menschen. Auf dieses Leuchten in den Augen der Frauen reagieren die Männer, denn sie spüren, dass ihre Bemühungen auf ein großes Interesse stoßen. Die Schriftstellerin *Colette* brachte es auf den Punkt: *„Männer laufen einer Frau nach, die längst hinter ihnen her ist."* Und im machtbewussten Wirtschaftsleben würde man sagen, dass die Frau eine Bewerbung abgegeben hat, während die Männer nun den eigentlichen Vertrag aushandeln.

Die bestimmenden Männer

Die Überlegenheitsposition hat in der Werbungsphase mehrheitlich der Mann. Er ist zuständig für die ersten konkreten Annäherungen. Deshalb sind die meisten Männer auch der Ansicht, dass sie es seien, die den Kontakt herstellen. Der typische Mann steht heute noch unter dem Druck, dass er die Frau aussuchen und erobern muss. Er bevorzugt deshalb eher schüchterne, mädchenhafte Frauen. Nach einer Umfrage des Inra-Instituts träumt nur ein Drittel aller Männer von einer selbstbewussten Frau. Auch wenn er es in seiner Phantasie wünscht erobert und verführt zu werden, in der täglichen Praxis geht es ihm dabei nicht gut. Frauen spüren dies instinktiv und ziehen sich meist zurück, nachdem sie die ersten Blicke ausgetauscht, den ersten Kontakt angebahnt haben. Sie warten zunächst ab, wenn sie merken, dass der potentielle Partner angebissen hat und geben dadurch dem Mann das Gefühl, ein toller Eroberer zu sein. Einem guten Studienfreund von mir erging es auch so, als er vor vielen Jahren im Urlaub eine bezaubernde Frau kennen lernte. Beim Stierkampf fiel sie ihm mit den Worten: „... es ist alles so schrecklich..." um den Hals und entschuldigte sich dafür. Bei der Rückfahrt im Bus fanden sich dann ihre Hände, bald küssten sie sich und trafen sich beim Mondschein am Strand: *„Wenn ich sie streichelte wehrte sie scheinbar ab und fragte: ‚Was machst Du da?' Diese an sich überflüssige Frage, die mit einem sehr entgegenkommenden Verhalten gepaart war, gab mir das Gefühl ein unwiderstehlicher Mann zu sein. Erst Jahre später wurde mir klar,* *wie geschickt diese junge Frau alles eingefädelt hatte. Sie hatte mich jeweils geködert und sich dann zurückgezogen, wenn ich zappelnd an der Angel hing. Und sie gab mir durch diese Strategie das Gefühl, ein toller Hecht zu sein.*"

Dies ist allerdings kein Rollenspiel, sondern es werden unterschiedliche Machtpositionen geschaffen, die für die Partnerschaft von entscheidender Bedeutung sind. Indem Männer in dieser Phase auf der Handlungsebene aktiver sind, bestimmen sie sowohl das Tempo als auch die konkreten Schritte der Liebesannäherung. Das zeigt sich vor allem bei der Sexualität. Viele Frauen geben in dieser Phase dem Drängen des Partners nach und schlafen mit ihm, obgleich dies noch nicht ihrem Bedürfnis entspricht und oft keine Gespräche über Aids und sinnvolle Vorsichtsmassnahmen geführt wurden. Sie sind zu sehr auf Hingabe eingestellt, machen zu viele Kompromisse, um den Mann nicht zu verlieren. Frauen sind in dieser Phase sehr nachgiebig. Sie überlassen den Männern meist die Entscheidung darüber, wie man den Urlaub verbringt, sie sind im Haushalt aktiver, ‚takten' sich in das Leben des Mannes ein. Erst nach Monaten und Jahren gewinnen Frauen dann aufgrund ihrer größeren sozialen Kompetenz eine gewisse Machtüberlegenheit zurück.

Wenn der Verstand ausgeschaltet ist

Über die Machtprozesse in der Liebe sind wir uns wenig im Klaren, weil uns die Aussicht auf Liebe gefangen nimmt und uns in einen Zustand völliger emotionaler Verwirrung versetzt. Welche inneren Dramen sich bei der Verliebtheit abspielen, hat vor allem der französische Schriftsteller *Stendhal* beschrieben. Er meint, dass sich bei jeder Verliebtheit ein Prozess von Bewunderung, Hoffnung und Zweifel ergibt, bis man schließlich in ein Wunschbild verliebt ist, welches vor allem ein Produkt der eigenen Phantasie sei. Liebe ist für ihn ein Fieber der Einbildungskraft, das ein ganz durchschnittliches Geschöpf in einen sehr begehrenswerten Menschen verwandelt.[3] Die Macht der Liebe bewirkt, dass wir vollständig in den Bann eines anderen Menschen gelangen und ständig an ihn denken. Wir sind fast Gefangene seines Einflusses, denken nur noch an ihn, richten unser gesamtes Verhalten auf ihn aus. Deshalb hat man die Liebe immer auch als eine Form des Wahnsinns bezeichnet. Doch auch wenn wir uns in den Zeiten der Liebe unsicher und verwirrt fühlen, so sind wir von einer ungeheuer starken Kraft erfüllt. Die Liebe eines einzigen Menschen reicht aus, um uns das Gefühl zu geben, alle Schwierigkeiten meistern und bis ans Ende der Welt laufen zu können. Und das ist nicht übertrieben ... So bekennt auch *Liv Ullmann: „Ich fühlte mich, als wären die Wolken unter meinen Füßen und nicht am Horizont, so leicht war mir."*

Während ein Partner grenzenlos verliebt ist und die emotionale Kontrolle vorübergehend verliert – was sehr schön sein kann – festigt der andere oft seine Machtposition. In dieser Verhandlungsphase der Liebe sind deshalb jene Menschen im Vorteil, die sich selbst weniger verlieben und gleichzeitig die Phantasiewelt des Partners vollständig aktivieren können. Das wirkt dann wie eine Nebelkerze, die alle Machtprozesse verdeckt. Vor allem narzisstische Frauen und Männer habe eine vorzügliche Gabe, Liebesphantasien anzuregen, indem sie die Momente der Liebe inszenieren. In jedem Blick, in der Sprache und der Körperhaltung sind sie auf den anderen bezogen, alles ist auf Außenwirkung bedacht, und so haben diese narzisstischen Menschen die Fähigkeit, unsere Liebesgefühle bis zum Wahnsinn zu steigern. Sie wollen geliebt, vor allem aber bewundert werden – geben sich aber wenig hin, lassen sich wenig ein. *Sigmund Freud* hat deshalb narzisstische Frauen mit der Unabhängigkeit von Katzen verglichen. So faszinierend solche Menschen sind, werden wir doch in ihrem Leben immer nur Begleiter, nie Partner sein und gerade darin liegen die massiven Machtkonflikte, die dann solche Liebesbeziehungen prägen. Dies war auch die Erfahrung einer 35-jährigen Lehrerin, die sich nach über einem Jahr von ihrem Partner getrennt hatte: *„Ich war am Anfang sehr verliebt. Es war ein sehr schöner Mann, er war so schlau, konnte so gut reden… Wenn er sprach hatte ich immer ein Prickeln auf der Haut. Ich war so verliebt und tat alles, was er wollte. Ihm wollte ich mich hingeben, wollte sogar mit ihm zusammen ziehen. Ich kochte für ihn, bügelte seine Wäsche und er kritisierte mich immer mehr. Wir stritten ständig. Am Schluss war er kalt wie ein Fisch, nach einem Jahr war die Beziehung am Ende. Damals erzählte er mir, dass seine Liebesbeziehungen nie länger als ein Jahr gedauert hatten."*

Liebesfähigkeit wird erworben

Nach der Erfahrung vieler Ehepaartherapeuten haben wirklich partnerschaftsfähige Menschen diese Fähigkeit erworben. Sie sind dann in der Lage, an sich zu denken, und auch das Lebensglück des Partners zu berücksichtigen. Neben einem gesunden Selbstbewusstsein haben sie jenes Wir-Gefühl, das für den Aufbau einer Partnerschaft unerlässlich ist. Allerdings verfügen die meisten Menschen eher über ausgeprägt ich-hafte Tendenzen, sind in Machtkonflikten recht unberechenbar. Es ist daher für unser Lebensglück von größter Wichtigkeit, dass wir rechtzeitig erkennen, wie stark die sozialen Eigenschaften eines Menschen sind. Wir sollten uns nicht zu schnell faszinieren lassen und uns verlieben, sondern auch eine gewisse Menschenkenntnis zur Prüfung des anderen anwenden. Jeder Arbeitgeber führt Bewerbungsgespräche durch, er ist geschult in der wissenschaftlichen Methode der psychologischen Beurteilung von Menschen. Obwohl die Liebe nach der Einschätzung der meisten Menschen einen größeren Stellenwert hat als der Beruf, gehen wir hier rein emotional und regelrecht naiv heran. Das ist verhängnisvoll, wir sollten zumindest einige wenige Hinweise beherzigen.

Kleinigkeiten sind wichtig

Es gibt nicht selten Menschen, die an jedem potentiellen Partner herummäkeln. Im Allgemeinen haben sie Angst vor Nähe und schützen sich vor dem unberechenbaren Liebesglück. Doch die meisten von uns ignorieren Kleinigkeiten. Wir sind buchstäblich blind, weil wir die Bedeutung alltäglicher Handlungen unterschätzen. Doch die kleinen Vorkommnisse zu Beginn einer Beziehung sind fast immer wichtig, spätestens am Ende einer Partnerschaft werden wir bereuen, dass wir sie nicht genügend gewürdigt haben.

Achten Sie beispielsweise auf das Gespräch, wer geht auf wen ein, wer redet mehr, wer bestimmt das Thema, wer gibt mehr Anerkennung? Am Gesprächsprofil zeigt sich bereits die Machtverteilung der potentiellen Partnerschaft. Das musste auch die 40-jährige Blumenverkäuferin erkennen, die seit vier Monaten mit einem Vertriebsleiter zusammen ist: *„Ich traf einen gutaussehenden Mann, sportlich mit einem markant männlichen Gesicht. Wir gingen in ein Cafe und er redete und redete. Im Wesentlichen sprach er von seinen Erfolgen im Beruf, vom Bergsteigen, seinen Lebensplänen. Ich nickte meist, äußerte Bewunderung und am Ende des Gesprächs sagte er mir, wir hätten uns gut unterhalten. – Hmmmh …, dachte ich mir und schob mein leicht skeptisches Gefühl weg. Er gefiel mir, ich habe nicht gewusst, dass ich heute immer noch in der Rolle bin, ihn zu bewundern. Er äußert sich gelegentlich eher kritisch über meinen Beruf, hätte es gern, wenn ich noch Abitur mache und ist selbst sehr empfindlich, wenn ich ihn mal kritisiere. Irgendwie ist die Beziehung doch recht einseitig.“*

Achten Sie am Anfang vor allem auf kleine Grenzüberschreitungen, Respektlosigkeiten, Kritik. Erwarten sollte man am Beginn einer Beziehung, dass der andere vorsichtig und einfühlsam ist, eher auch eine gewisse Zurückhaltung bevorzugt. Deshalb hat auch ein Patient von mir so aufmerksam reagiert als er eine junge Dame per Internet kennen lernte und sie seinen Text kommentierte: *„Ich kannte sie kaum, wir hatten nur einige E-Mails ausgetauscht und sie teilte mir mit, sie fände, dass mein Text keine Ausstrahlung hätte. Sie würde gern für mich einen neuen Text anfertigen. Wir hatten bisher nie telefoniert, hatten uns nie gesehen und das Angebot fand ich schon frech... Nun denn – wir trafen uns, sie war eine tolle Frau, aufregend, gut aussehend und ... kritisch. Ständig nörgelt sie an mir herum, an meiner Kleidung, meinem Dialekt, meinen Ansichten. Ich hätte es vorher wissen müssen."*

Es gibt durchaus kleine Fehler des Partners, die liebenswert sind. Deshalb schreibt *Marcelle Sauvageot: „Nichts ist liebenswerter als die Schwächen und Fehler: durch sie dringt man zur Seele des geliebten Menschen vor..."*[4] Aber es gibt Fehler, die nicht liebenswert sind, die man nicht tolerieren sollte. Es handelt sich vor allem um kleine Warnzeichen, die deutlich auf ein Machtverhalten hinweisen. Nehmen Sie solche Kleinigkeiten ernst, denn hier zeigt sich oft der wahre Charakter eines Menschen. Beispielsweise lässt sich der Machtwille eines Menschen beim Autofahren erkennen. Dies ist das Ergebnis einer Studie der englischen Universität Exeter, die von einem Automobilverband finanziert wurde. Nach einer zweijährigen Untersuchung kam man zu dem Ergebnis, dass schlechte Autofahrer auch schlechte Liebhaber sind. Der Typ des aggressiven Fahrers, der rücksichtslos überholt, andere Autofahrer schneidet und ständig über Verkehrsteilnehmer flucht, sei auch in der Partnerschaft ein Mensch, der sich ständig ohne Rücksicht auf Verluste durchsetzt. Der Psychologe *Chris Burgess* meint, das Profil des aggressiven Autofahrers habe auffallende Ähnlichkeiten mit einer Unfähigkeit zur Liebe. Sein Charakterprofil zeige: *„Kann er seinen Willen nicht durchsetzen, verliert er das Interesse und gibt sich keine Mühe mehr."*[5]

Man kann natürlich auch den zukünftigen Partner in einer Bewährungssituation testen. Renovieren Sie mit dem Mann ihre Wohnung und sie werden seinen Charakter spätestens dann genauer erkennen, wenn die erste Tapete wieder von der Wand abfällt. Oder sie spielen mit ihm Karten. 90 % aller Leute, die sich beim Bridgespielen kennen lernen, würden ihr Leben lang zusammenbleiben, behauptet der Londoner Bridge-Lehrer *Mike Burtt*. *„Man findet während des Spiels sehr schnell heraus, ob jemand aggressiv spielt oder eher nicht."*[6]

Freundschaften und Familie als Testsituation

Den besten Einblick in das Machtverhalten eines Menschen bekommen Sie natürlich, wenn Sie ihn in einer vertrauten sozialen Situation beobachten. Wie verhält er sich in seinem eigenen Freundeskreis? Hat er überhaupt gute Freundschaften. Damit sind Beziehungen gemeint, in denen eine emotionale Offenheit besteht, indem man dem anderen auch Geheimnisse mitteilt. In solchen intensiven Freundschaften gibt es naturgemäß immer wieder Konflikte, die gelöst werden müssen. Insofern zeigen Freundschaften sehr deutlich, ob ein Mensch beziehungsfähig ist oder nicht. Wenn ein Mensch keine Freundschaften hat, dann ist er meist nur sehr eingeschränkt beziehungsfähig und Sie sollten sich sehr gründlich überlegen, ob Sie mit ihm eine Partnerschaft beginnen.

Am deutlichsten können Sie natürlich das Machtverhalten eines Menschen studieren, wenn Sie ihn im Kreis seiner Herkunftsfamilie erleben. Dort spüren Sie regelrecht, in welcher Atmosphäre er aufgewachsen ist, welche Werte und welches Beziehungsverhalten ihm vermittelt wurden. Allerdings lernen Sie in den meisten Fällen die Familie des zukünftigen Partners bzw. der Partnerin erst kennen, wenn bereits eine Liebesbeziehung besteht. Doch dann ist es zu spät. Deshalb sollten Sie trotz Herzklopfen, Sehnsuchtsgefühlen und Liebeserwartungen eines beherzigen: Lassen Sie sich Zeit beim Kennen lernen. Wenn Sie über Lebenserfahrungen und ein gewisses Selbstbewusstsein verfügen, haben Sie auch etwas zu verlieren. *C.G. Jung* hat die Persönlichkeit eines Menschen mit einem Haus verglichen. Sie würden doch nicht jeden Unbekannten in das Haus lassen. Doch genau das passiert, wenn wir uns verlieben und dann feststellen wie viel Unruhe und Chaos die bzw. der Angebetete verursacht. Lassen Sie sich deshalb Zeit, bevor Sie einen Menschen bedingungslos in Ihr Leben lassen. Wer Lebenserfahrung hat, kennt die Gefahren zu früher Hingabe, die Schwierigkeiten, einmal eingegangene Verstrickungen wieder zu lösen. Dies ist keine Warnung vor gefühlsträchtigen Sommernächten, vor großen Gefühlen und ungehemmten Leidenschaften. Gelegentlich alle Warnsignale abzuschalten und nur dem Gefühl nach zu leben, gehört zu einem erfüllten Dasein dazu. Was wäre das Leben, wenn wir immer nur Gefahren, Probleme lauern sehen und uns nicht mehr freudig hingeben könnten? Doch immer wieder auf dem Boden der Realität zu bleiben, Schwierigkeiten wahrzunehmen und nicht zu verdrängen, ist wichtig, damit wir nicht unglücklich werden. Aber leider achten die meisten Menschen nicht auf die vielfältigen Warnsignale, die sie auf das problematische Machtverhalten aufmerksam machen können. Mitunter beruhigen sie sich, indem sie sich sagen, dass sie den anderen schon ändern könnten, wenn sie erst einmal eine Beziehung mit ihm hätten. Sie glauben die Kontrolle über ihre Entscheidungen zu besitzen und handeln in Wirklichkeit ferngesteuert.

Die Kraft des Unbewussten

Die stärkste Kraft, die am Beginn der Liebesbeziehung wirkt, ist meist die Macht des Unbewussten. Fälschlicherweise haben wir oft den Eindruck, als sei die Liebe zufällig entstanden. Doch in Wirklichkeit verfügen wir alle über ein inneres Drehbuch des Lebens. Hoffnungsvoll phantasieren wir ein Leben, in dem wir nicht mehr einsam und allein sind, und entwerfen ein Drehbuch mit zwei Hauptdarstellern. Der Inhalt dieses Drehbuchs wird entscheidend davon bestimmt, welche Beziehungserfahrungen wir als Kind gemacht haben und wie wir unsere Ängste bewältigen konnten. Und wichtig ist auch, wie wir als Kind

Macht erleben durften und welche Nähebedürfnisse wir haben bzw. welchen Sicherheitsabstand wir brauchen. Treffen wir einen Menschen, der zu unseren Drehbuch passt, wird aus der Phantasie Wirklichkeit – wir sind verliebt. Dies Drehbuch der Liebe müssen wir begreifen, um die Machtprozesse beherrschen zu können. Wir müssen unsere eigenen unbewussten Vorgänge begreifen, weil wir sonst von der Macht des Unbewussten bestimmt werden. Deshalb kläre ich mit meinen Patienten immer ihre inneren Drehbücher. Bei einem 43-jährigen Betriebswirt ergab die Analyse folgendes Drehbuch, das nicht untypisch für Männer ist: *„Ich war in der Kindheit eher schüchtern. Wirklich männlich fühlte ich mich bei der Vorstellung, dass ich eine mädchenhafte Frau kennen lernen kann, die ich dann erobere. Sie würde ich beschützen und ihr helfen. Tatsächlich war ich in allen Beziehungen immer der ‚Held', der den Frauen half. Die eigenen Bedürfnisse habe ich nie genügend eingebracht. Typisch war das in der letzten Beziehung: ich lernte eine hübsche Kollegin auf einem Kongress kennen, der ich an einem kühlen Herbstabend meine Jacke anbot. Sie war sehr berührt davon, dass ich ihr Frösteln bemerkt hatte und verliebte sich in mich. Auch in dieser Beziehung half ich ihr viel, kam selbst zu kurz. Erst jetzt wurde mir klar, dass dies auch mit meinem inneren Drehbuch zusammen hing."*

Die Koalitionsverhandlungen der Liebe

Nachdem unser Drehbuch der Liebe in Erfüllung gegangen ist und wir unseren Hauptdarsteller gefunden haben, beginnen die Machtprozesse fast unbemerkt zu wirken. Sie spielen sich weitgehend im Verborgenen ab. Dies war früher gelegentlich anders, als sich die Frauen eindeutiger als heutzutage dem Mann anzupassen hatten. Offen konnte daher *Gustav Mahler* vor der Heirat von seiner zukünftigen Frau verlangen, sie solle nur einen Beruf haben: ihn glücklich zu machen. *„Du musst Dich mir bedingungslos zu Eigen geben, die Gestaltung Deines zukünftigen*

Lebens in allen Einzelheiten innerlich von meinen Bedürfnissen abhängig machen und nichts dafür wünschen, als meine Liebe. [...] Ist es dir möglich, von nun an meine Musik als die Deine anzusehen?"[7] Die 19 Jahre jüngere, musikalisch begabte Frau, die immer von einer Dirigentenlaufbahn geträumt hat, gibt nach. Sie schirmt ihn bei der Arbeit ab, schreibt seine Partituren ab und bringt Kinder zur Welt. Acht Jahre später beginnt sie ein Verhältnis mit *Walter Gropius*. Als Mahler davon erfährt, ist er zutiefst erschüttert und verliert seine Machtstellung. Der Tyrann ist plötzlich wie ein krankes Kind, nur noch von der Angst beherrscht, seine Göttin zu verlieren.

Doch auch Männer waren früher gelegentlich bereit, sich dem Leben einer starken Frau zu opfern. So *Wilhelm Schlegel*, der sich 1804 Hals über Kopf in *Madame de Stael* verliebt hatte. Es fiel ihm sehr schwer, seine Eigenständigkeit neben der dominanten Frau zu bewahren. Sie war ungeduldig, oft sehr gereizt, spielte ihn gegen andere Männer aus. Er kümmerte sich um die Erziehung ihrer Kinder und stand ganz zu ihrer Verfügung. Diese Einstellung kommt auch in seiner Unterwerfungserklärung vom Oktober 1805 zum Ausdruck: *„Hiermit erkläre ich, dass Sie jedes Recht auf mich haben und ich keines auf Sie. Verfügen Sie über meine Person und mein Leben, befehlen und verbieten Sie – ich werde in allen Stücken gehorchen."* Er schwört, auf den eigenen Ruhm zu verzichten, ihr alle Fähigkeiten zu widmen und erst nach Jahren schafft er es, sich ihre Einmischung in sein Privatlebeben zu verbitten. [8]

Wenn die Beziehung gescheitert ist

Die heutigen Koalitionsverhandlungen der Liebe werden selten so offen formuliert. Sie laufen eher unbewusst ab. Doch unsichtbar sind diese Verhandlungen nicht, nur unverstanden, zu wenig beachtet. Wenn die Beziehung gescheitert ist, müssen wir eingestehen, dass alle Konfliktpunkte von Anfang an deutlich waren. Wir haben sie nur nicht wahrgenommen. Dies war auch die Erkenntnis einer 43-jährigen Journalistin, die sich nach einer 12-jährigen Partnerschaft getrennt hatte. *„Ich bin beruflich sehr engagiert, brauchte immer meine Freiheit und es hat mir gefallen, dass mir mein Freund einen so großen Freiraum ließ. Er bedrängte mich nicht, ich fand es toll, dass er sich manchmal einen Tag nicht meldete. Ich entwickelte dann Sehnsucht, wollte ihn unbedingt sehen. Aber dass er so distanziert sein würde, habe ich nicht geahnt. Seitdem wir zusammen wohnen zieht er sich nur noch zurück. Die Sexualität ist eingeschlafen, wir reden kaum noch miteinander. Aber distanziert war er im Grunde immer. Eigentlich haben die Schwierigkeiten von Anfang an bestanden, ich habe sie nur anders bewertet."*

Krankheit und Notlagen

Besonders schwierig sind natürlich die Koalitionsverhandlungen der Liebe, wenn einer der Partner in einer Notlage ist. Ist dieser krank, sehr erschöpft und ständig überfordert, fühlt sich der andere wie ein Egoist und leidet unter Schuldgefühlen, wenn er sich trotzdem mit seinen Anliegen durchsetzt. Der scheinbar schwache und überforderte Partner kann mitunter den Liebesvertrag diktieren und hinter seiner Hilflosigkeit kann sich ein sehr berechnendes Wesen verbergen. Durch Schwäche zu herrschen ist eine Spielart vieler Menschen und der naive Partner durchschaut dies oft nicht. Er geht auf diese Bedingungen ein, hilft dem Partner und wird nur erstaunt sein, wenn er seinerseits einmal Hilfe braucht und diese ihm verweigert wird. Ein 45-jähriger Arzt berichtete mir: *„Ich lernte vor sechs Jahren eine 12 Jahre jüngere Krankenschwester kennen, die mir sehr gefiel. Sie war nicht nur hübsch, sondern auch sehr anschmiegsam und betonte immer, wie sehr sie meine Hilfsbereitschaft zu schätzen wisse. Sie studierte dann auch Zahnmedizin und ich habe neben meiner aufreibenden Praxis noch für sie gekocht, sie wurde schwanger, ich kümmerte mich sehr um die beiden Kinder. Ich hielt ihr quasi den Rücken frei, das war meine Aufgabe. Aber nach* *mehreren Jahren hielt ich der Belastung nicht mehr stand, ich hätte selbst einmal Ruhe gebraucht, wollte eine ‚Auszeit'. Ganz konkret hatte ich den Wunsch, jeden Tag eine Stunde für mich zu haben. Das ging auch drei Tage gut, aber dann hielt sich meine Frau nicht mehr an unsere Abmachung, sie ging zum Sport, besuchte Freundinnen und sagte, ich könne die Kinder zu Bett bringen. Meine Auszeit war flöten und ich war sauer. Ich hatte mich immer um sie gekümmert und hatte natürlich gehofft, dass ihr auch meine Bedürfnisse wichtig sein würden. Doch dies war nicht der Fall. Ich war wohl recht ungehalten, als ich ihr das sagte. Sie zog sich darauf hin zurück und machte mir klar, dass unser Vertrag so nicht sei."* Als sich dieser Arzt mit seinem Anliegen durchsetzen wollte, erklärte sie ihm, sie wollen keine Partnerschaft mehr, sondern eine Freundschaft. Offenbar war der Koalitionsvertrag so, dass er ihr helfen musste, während er für sein Leben allein verantwortlich war. Seine Frau trennte sich, als er dazu nicht mehr bereit war. Voller Bitterkeit musste er erkennen, dass ihn seine Frau von Anfang an für die Unterstützung ihrer Ziele gebraucht hatte – und er hatte dem zugestimmt.

Machtkonflikte in Stieffamilien

Machtprozesse sind natürlich besonders gravierend, wenn ein Mann in eine bestehende Familie einheiratet. Wenn die Partnerin ein Kind oder mehrere Kinder hat und der Mann nicht nur eine gelegentliche Wochenendbeziehung eingehen will, muss er sich in die Familie integrieren. Hierbei kommt es fast unweigerlich zu einem Machtkonflikt zwischen Mutter, Kindern und dem neuen Partner. Meist haben Mutter und Kind eine enge Beziehung. Die schlechte Ehe hat die Mutter-Kind-Bindung intensiviert, meist besteht fast eine Symbiose. Nicht selten ist dann das Kind der Partnerersatz. Es wird zu allen Entscheidungen herangezogen, mit ihm wird so gesprochen, dass es den Eindruck bekommt, ein gleichberechtigter Partner zu sein. Dieses Kind muss revoltieren, wenn nun ein erwachsener Mann in die Beziehung einbricht. Denn dieser vertreibt das Kind aus seiner erarbeiteten und liebgewonnenen Position. Es ist nicht nur eine herkömmliche Eifersucht, wenn das Kind unruhig wird und den Eindruck hat, der ‚Neue' würde ihm die Mutter wegnehmen. Es ist vor allem auch ein Machtkampf. Und bei diesem Machtkampf ist das Kind grundsätzlich in einer besseren Position. Es ist sich gewiss, dass die Mutter fast immer zu ihm halten wird. In vielen Fällen wird die Mutter eher auf die Partnerschaft verzichten als auf die Beziehung zum Kind. Nun mag sich diese Frage nicht immer in dieser Dramatik stellen, doch eine Bekannte musste sich tatsächlich entscheiden. Ihre Tochter drohte, sie würde ausziehen, wenn sie diesen unmöglichen Typen heiraten würde. Sie entschied sich für die Tochter!

Wie sehr ein Kind gegen den Eindringling kämpfen kann, hat *Elias Canetti* in seiner Autobiographie deutlich gemacht.[9] Dort schildert er, dass seine Mutter mit einem Bekannten auf dem Balkon gestanden habe und in seiner Phantasie habe er sich vorgestellt, wie sich beide küssen würden. Dies sei ihm unerträglich gewesen und so habe er sich gewünscht, dass der Balkon abstürzen würde. Der Gedanke, dass dann auch seine Mutter betroffen gewesen wäre, sei ihm in diesem Moment nicht gekommen.

Natürlich kann der neue Partner versuchen, aufkommende Machtkonflikte zu entschärfen. Beispielsweise sollte er nie versuchen die Position des Vaters einzunehmen. Wenn er beginnt, die Kinder zu erziehen, wird er sehr schnell zu hören bekommen: Du bist nicht der Vater. Und er sollte respektieren, dass Mutter und Kinder immer wieder Zeit benötigen, um ihre Beziehung intensiv zu pflegen.

Viele Männer ahnen, welche Schwierigkeiten auf sie zukommen, wenn sie sich in eine Frau mit Kind verlieben. Auch durchaus kinderfreundliche Männer befürchten zu Recht, dass sie sich bei einer solchen Kleinfamilie auf ein Machtspiel einlassen würden, bei dem sie leicht den Kürzeren ziehen. Es geht dann eben selten so harmonisch zu wie in dem Fernsehfilm „Ich heirate eine Familie". Im Vergleich zu alleinstehenden Frauen bekommen Mütter daher bei Annoncen 60 % weniger Zuschriften. Dass die Sorgen der Männer nicht ganz unberechtigt sind, zeigt eine neue Studie aus den USA. Dort begleitete ein Psychologenteam sowohl normale Kleinfamilien als auch Stieffamilien sieben Jahre lang mit der Videokamera. Dann wurden die Filme verglichen. Es zeigte sich, dass in den Stieffamilien ein erheblich größerer Beziehungsstress herrschte. Betroffen waren vor allem Väter und Söhne. Während das Verhältnis der Söhne zum Stiefvater immer schlechter wurde, verklärten sie die Beziehung zum leiblichen Vater. Dieser wurde am meisten verehrt, wenn er sich so gut wie nie blicken ließ. Auch wenn sich ein Mann geschickt verhält und sich aus der Erziehung der Kinder heraushält, werden ihn die Kinder zunächst bekämpfen. Das musste auch ein sehr guter Freund von mir erleben, der in regelmäßigen Abständen von der 8-jährigen Tochter seiner Partnerin hörte: *„Warum bist Du eigentlich hier? Ohne Dich war es schöner! Merkst Du nicht, dass Du störst? Nimm es nicht persönlich, aber irgendwie bist Du überflüssig. Du hast doch etwas Geld auf der Bank. Wer bekommt das eigentlich, wenn Du stirbst?"*

Solche Aussagen, die von den Kindern oft sehr offen und ehrlich mitgeteilt werden, sind für den neuen Partner immer kränkend. Doch noch schwieriger wird die häusliche Situation, wenn plötzlich die pubertierende Tochter erfasst, dass der neue Mann der Mutter doch ganz nett ist und ihre eigenen Reize ausprobiert. Das kann dann häufig das Ende der Partnerschaft sein, wenn die Mutter eifersüchtig wird. Ich habe in der Praxis immer wieder erlebt, dass die Mütter sehr großzügig sein konnten, solange sie sich der Beziehung zur Tochter sicher waren. Doch zur Pubertät gehört auch der Aufstand gegen die Mutter, die Ablösung von ihr und dies ist umso wichtiger in einer Beziehung, in der die Mutter aufgrund der schlechten Ehe zur engen Freundin wurde. Die Tatsache, dass die eigene Tochter plötzlich die Mutter ablehnt, sich mitunter stärker dem männlichen

Partner zuwendet, kann für die Mutter eine dermaßen starke Kränkung sein, dass die Partnerschaft daran scheitert.

Bist Du schon frei?

Sehr schwierig ist natürlich die Machtproblematik, wenn sich einer der Liebenden noch in einer partnerschaftlichen Beziehung befindet. Oft will dieser keine feste Partnerschaft, sondern nur ein Liebesverhältnis. Er genießt das Zusammensein, die Sexualität, aber er denkt nicht daran, sich zu trennen und eine wirkliche Partnerschaft einzugehen. Häufig liegt bei ihm das Phänomen der Spaltung vor. Ein Mensch spaltet dann seine Bedürfnisse auf. Mit seiner Partnerin lebt er den Alltag, nimmt mit ihr die Mahlzeiten ein, wohnt mit ihr zusammen und schläft sogar in einem Bett mit ihr. Und er verbringt mit ihr auch den Urlaub, feiert mit ihr Weihnachten und Sylvester sowie seinen Geburtstag. Die Geliebte ist für ihn nur für das Gefühl und die Sexualität zuständig. Sie ist die Ergänzung zum ansonsten stabilen Leben. Die Geliebte ist natürlich in einer sehr schwierigen Situation. Sie sieht diesen Mann selten und das erhöht erfahrungsgemäß die Leidenschaft. Und sie wird sich irgendwann wünschen, den Alltag mit diesem Menschen zu verbringen und wird spätestens dann leiden, wenn dieser Wunsch nicht in Erfüllung geht. Sie wird unweigerlich irgendwann an ihm zerren, Vorwürfe machen, sich paradox verhalten, indem sie sich nicht meldet und dabei hofft, dass er anruft.

Zwar gewinnt auch sie bei einer solchen Konstellation, wenn sie ein großes Distanzbedürfnis hat und sich von einer ‚ganzen' Partnerschaft zu bedrängt fühlt. Doch dieser Distanzwunsch wird durch solche Männer unterlaufen. Unweigerlich wünschen sich selbst distanzierte Frauen diesen Mann öfter zu sehen, und ein Machtkampf beginnt. Und diesen Machtkampf wird dieser Mann immer gewinnen. Er hat zuhause seine Frau für den Alltag, oftmals Kinder, das eigene Haus und ist dadurch wesentlich stärker stabilisiert und auch abgelenkt. Er wird deshalb die

Wünsche der Frau als Zudringlichkeiten empfinden und ihr sagen, dass er von Anfang an nicht daran gedacht hat, sich fester an sie zu binden. Das gleiche Problem liegt natürlich vor, wenn eine Frau noch im Hause des früheren Partners lebt oder sich noch nicht völlig abgelöst hat.

Werden Sie misstrauisch, wenn einer der Partner häufig von seiner Partnerin redet. Auch wenn er schlecht über sie spricht, so ist dies immer ein Zeichen dafür, dass er innerlich die nötige Distanz noch nicht gefunden hat. Wie will er die Geschichte der Liebe neu schreiben, wenn er innerlich noch mit der alten Beziehung beschäftigt und mit vielen Gedanken noch mit der alten Beziehung verbunden ist? Falls eine Beziehung lange gedauert hat, war sie nie nur negativ. Man hat viele Erlebnisse verinnerlicht, hat schöne Stunden und Tage im seelischen Gedächtnis. Kurz nach der Trennung sind wir zwar meist wütend und verletzt, weil viele Wünsche nicht in Erfüllung gegangen sind. Nach unzähligen Enttäuschungen sind wir gekränkt darüber, dass die alte Liebe scheinbar zerstört ist. Doch nach einigen Wochen oder Monaten ist der Zorn verflogen und die schönen Erinnerungen tauchen wie ein Ball, den man unter Wasser gedrückt hat, wieder auf. Wir müssen dann die notwendige Trauerarbeit leisten und uns auch von den schönen Momenten einer Beziehung verabschieden, wenn wir uns wirklich trennen wollen. Und wir müssen darüber nachdenken, was unser eigener Anteil an dieser Beziehung war. Warum haben wir ihn gewählt, waren so lange mit ihm zusammen? Erst wenn wir dies herausgefunden haben, sind wir offen für eine neue Beziehung.

Natürlich können wir uns nicht immer aussuchen, in welchen Menschen wir uns verlieben. Doch wenn der Partner nicht frei für eine neue Beziehung ist, wird immer ein Machtkampf bestehen. Eine Patientin berichtete mir kürzlich folgenden Fall: *„Ich habe einen ausgesprochen netten, sehr attraktiven Mann kennen gelernt, der mit seiner Frau noch in einem Haus lebt, das sich beide zusammen gebaut haben. Er ist charmant, intelli-*

gent. Er ist so, wie ich mir immer einen Mann gewünscht habe. Doch er hat noch eine 10-jährige Tochter, weiß noch nicht wie und wo er leben will. Die Tochter weiß noch nichts von seinen Plänen. Ich habe natürlich im Laufe der Zeit Phantasien entwickelt, wie wir zusammen das Wochenende verbringen könnten. Aber das ging natürlich so nicht, weil er wegen der Tochter nachts nicht unterwegs sein wollte. Er musste erst seinen Weg finden, für sich wichtige Entscheidungen treffen und ich spürte zunehmend, dass ich emotional auf einer ganz anderen Schiene war."

Die Patientin hatte immer vor, sich notfalls zu trennen. Doch dazu war sie nicht mehr in der Lage. *Stendhal* war der Meinung, dass man sich am Anfang einer Beziehung trennen müsse, weil man sonst dem anderen zu sehr verfallen sei. Oder man muss dann einige Monate warten, bis der erste große Streit kommt. Der Anfang der Liebe ist meist so friedlich, dass man keinen Anlass für eine Trennung findet.

Ich will mit dir durchs Leben gehen

Der eigentliche Indikator für Machtprozesse besteht in der Frage, ob der andere wirklich eine Beziehung will. Machtspiele bestehen immer in der Unsicherheit, ob der Partner wirklich zu mir steht oder sich eventuell zurückzieht. Ob ein Machtspiel vorliegt, sieht man bereits am Liebeswerben der erste Tage. So aufregend es sein mag, wenn ein Rest Unsicherheit besteht – seien Sie skeptisch, wenn der zukünftige Partner immer wieder zögert! Die Liebe ist auch ein Vertrag, dem der andere zustimmen muss. Er sollte Ihnen spätestens nach vier Wochen deutlich sagen, dass er ernsthaft an einer Beziehung interessiert ist. Natürlich gibt es in den ersten Wochen und sogar Monaten nach der ersten Begegnung Zweifel und Ängste, deutlich spürt man, wie sehr man hin- und hergerissen ist. Man findet den Partner toll, lehnt aber gleichzeitig bestimmte Eigenschaften ab und hat vor einer engeren Bindung Angst. Und doch will man nach einigen Monaten hören: *„Mit dir will ich durchs Leben gehen,* *ich liebe dich, du bist meine Frau, mein Mann. Mit dir will ich den Rest des Lebens verbringen. Mit dir gehe ich bis ans Ende der Welt.*" Es gibt dann immer noch genügend Schwierigkeiten, Komplikationen, das Leben ist im Allgemeinen kein Zuckerschlecken. Dass zwei Menschen eine Gemeinschaft bilden, ist immer ein Abenteuer, das man mit dem Andocken an eine Weltraumstation beschreiben kann. Damit dies gelingt, sind Sie auf einen Menschen angewiesen, der dazu voll und ganz bereit ist. Die Liebe ist kein Spiel, dazu ist das Leben zu ernst, zu schwierig und auch zu kurz. Vor allem Frauen warten zu sehr darauf, dass sich der Mann schon ändern wird. Sie suchen sich einen Frosch, den sie notfalls an die Wand werfen wollen und hoffen dann, dass er sich zu einem Prinzen verändert. Doch ein Frosch wird immer eine Kröte bleiben. Wenn man einen Prinzen sucht, sollte man mindestens einen Mann wählen, der höflich und ritterlich ist. Sonst beginnt immer ein Machtkampf, weil man den Mann ändern will, den man gewählt hat. Es ist dann so wie bei einem Bauernhaus, das man gekauft hat und nun zu einem Schloss umbauen will. Doch wer will ein Leben lang auf einer Baustelle leben? Und keine Frau sollte sagen, dass es jene Männer nicht gibt, die Sie sich wünscht. Das Problem der meisten Frauen ist nicht, dass Sie zu anspruchsvoll sind. Sie suchen zu kurz, lernen zu wenige Männer kennen und wählen dann einen Partner mit dem es ständig Machtkämpfe gibt. Nietzsche hat einmal gemeint, die Partnerschaftswahl würde zeigen, wie mutig man sei. Meist sind wir bei der Wahl des Partners zu mutlos.

Wenn wir etwas anspruchsvoller sind, müssen wir uns darauf einstellen, dass wir sehr viele potentielle Partner treffen müssen. In Adelskreisen wusste man früher, dass ein junger Mann manchmal dreihundert potentielle Partnerinnen kennen lernen musste, bis er sich verliebte. Dazu dienten die verschiedenen Bälle, auf denen er geeignete junge Frauen traf. Dreihundert potentielle Partner sind nicht viel, wenn man bedenkt, dass wir alle recht spezielle Vorstellungen über unseren Wunschkandidaten haben. Wer mutig ist, steht zu seinen Ansprüchen und versucht einen Partner zu finden, der mindestens über drei Eigenschaften verfügt, die wir uns wünschen. Der Partner soll beispielsweise gesprächsfähig, zärtlich und sportlich sein. Doch diesen Mann muss man erst einmal finden. Die meisten Frauen sind so glücklich, dass ein Mann überhaupt gesprächsfähig ist, dass sie die Realisierung der anderen Eigenschaften vergessen. Und nach kurzer Zeit rächt es sich dann, dass sie sich zu schnell verliebten und mit den Eigenschaften des Partners abgefunden haben.

Die defensive Lebenshaltung

Was soll man tun, um den Machtprozessen der Liebe auszuweichen? Wenn man sehr viel Angst vor Enttäuschungen hat, Opfer von Machtprozessen geworden ist, kann man natürlich der Liebe entsagen. Ich habe in den letzten Jahren oft Männer und Frauen getroffen, die beschlossen hatten, sich auf den Freundeskreis zu konzentrieren. Eine 60-jährige Patientin berichtete mir, schon ihre Großeltern hätten ständig gekämpft. Der Großvater wäre ein ruhiger Straßenbahnschaffner gewesen und habe meist geschwiegen, während die Großmutter immer geschimpft habe. Und auch zwischen ihren Eltern würde ein Machtkampf toben. Sie kam zu dem Ergebnis: „*Ich bin für die Ehe nicht geschaffen, denn eine Ehe bedeutet für mich Krieg: kalt oder heiß, offen oder versteckt. Nie ist eine richtige Vertrauensbasis da. Immer muss man aufpassen, dass man nicht hintergangen wird. Ich meine nicht den großen Betrug. Vielmehr kann man sich nicht auf den anderen verlassen. Ich habe es mit einer Ehe probiert, es hat nicht geklappt. Und ich sehe das auch bei meinen Freundinnen, sie sind sehr enttäuscht worden. Ich will das nicht.*“ Hinter ihrem scheinbaren Durchsetzungsvermögen verbarg sich eine große Schüchternheit, sie ahnte, dass sie in einer Liebesbeziehung immer in der Unterlegenheitsrolle sein würde.

Diesen Rückzug aus dem Liebesbereich findet man nicht nur bei älteren Menschen. Selbst eine jugendliche, sehr engagierte Bergsteigerin sagte mir einmal, sie würde lieber Freundschaften pflegen: „*Ich finde dort alles, was ich brauche – ohne Beziehungsstress. Ich habe nicht den Ärger einer Liebesbeziehung und finde dort auch Verlässlichkeit, Anerkennung und Fürsorge. Ich bin nicht allein, muss mich aber nicht mit einem Mann rumärgern.*" Dies klingt nach einer großen inneren Ausgeglichenheit, doch man ahnt, dass auch hier unbewältigte Kindheitskonflikte zum Rückzug aus dem Liebesbereich führen.

Wenn Menschen schon etwas älter sind, werden sie manchmal nicht mehr einen geeigneten Partner finden. Doch ansonsten empfinde ich einen Rückzug immer als Kapitulation vor den Machtprozessen der Liebe. Diese Entscheidung ist nicht nur deshalb verhängnisvoll, weil wir damit dem Glück der Liebe entsagen. Wir können den Machtprozessen des Lebens nicht ausweichen, weil sie uns auch im beruflichen Bereich und in vielen sozialen Beziehungen begegnen.

Gefühl und Verstand

Wenn Sie das Machtspiel in der Werbungsphase wirklich durchschauen und bewusst gestalten wollen, brauchen Sie einen enormen inneren Halt. Sobald Sie zu sehr vom anderen abhängig sind, werden sie leicht ein Opfer seiner Machtgelüste. Deshalb müssen Sie zwei Dinge tun, die an sich nicht miteinander zu vereinbaren sind: Sie müssen den Mut zur Liebe aufbringen und trotzdem diesen Prozess kontrollieren, Sie sollten Sehnsucht entwickeln und gleichzeitig diese Beziehung bewusst gestalten. Sie müssen sich auf die Beziehung einlassen und trotzdem genau reflektieren, was dort passiert. Gewissermaßen müssen Sie das tun, was man auch von einem soziologischen Beobachter erwartet: Sie müssen im Liebesprozess zugleich Teilnehmer und Beobachter sein. Machtkonflikte können wir nur rechtzeitig beobachten, wenn wir den Verstand nicht ausschalten. Ich bin der Überzeugung, dass die erfolgreiche Liebe sowohl von dem intensiven Gefühl als auch vom Verstand geprägt ist. So ist wohl auch die Erkenntnis von *Heinrich Mann* zu verstehen, die Liebe mache nicht blind sondern klug. Doch wie will man klug und überlegt handeln, wenn die Macht der Liebe regelrecht zuschlägt? Das geht nur, wenn wir seelisch halbwegs stabil sind und die Liebe nicht als Rettungsanker ansehen. Sonst verleihen wir der Liebe eine Macht, die wir letztlich nicht steuern können. *Rainer Maria Rilke* meint deshalb, man solle keine Beziehung eingehen, wenn man sich ‚leer' fühlen würde. Er empfiehlt: *„Du musst in dich gehen. Du musst dich sammeln, allein sein."* Mit anderen Worten: Man muss zunächst eine intensive Beziehung zu sich selbst aufbauen. Man muss sich selbst finden, eine Freundschaft mit sich selbst beginnen, um auf dieser Grundlage das Liebesglück gestalten zu können. Und man muss intensiv seine Freundschaften pflegen. Es ist einer der größten Fehler der Liebenden, dass sie ihre Freundschaften während der Aufbauphase ihrer Partnerschaft vernachlässigen. Zwar muss das junge Liebespaar viel Zeit miteinander verbringen, damit genügend Vertrautheit entsteht. Doch man braucht Freunde, die uns helfen, von außen auf die Beziehung zu schauen, die wie ein Tagebuch unser Gedächtnis sind, wenn wir alle kritischen Punkte am Partner am liebsten vergessen.

Leben Sie unbekümmert

Wenn wir eine Liebesbeziehung beginnen wollen, ist es natürlich günstig, das eigene Leben vorher zu ordnen, indem wir unsere Freundschaften intensivieren, berufliche Schwierigkeiten überwinden, Lebensfragen klären. Und wir sollten uns Lebensprojekte suchen, an denen wir selbst wachsen können. Durch sie finden wir immer wieder unsere seelische Mitte, wir begrüßen es dann sogar, wenn der Partner für uns keine Zeit hat. Nur wenn wir so das eigene Leben als wichtig und dadurch auch als schützenswert empfinden, können wir Machtkonflikte lösen. Dann verfügen wir über jene innere Stabilität, die wir benötigen, damit wir den zukünftigen Partner realistisch sehen können. So vorbereitet dürfen wir uns auch der Liebe gelegentlich unbekümmert überlassen.

Was wäre es für ein Leben, wenn wir immer die Folgen für unsere Taten bedenken, als wären wir Buchhalter oder Wissenschaftler, die über einen Käfer gebückt das Leben erforschen? Es ist doch schrecklich, immer misstrauisch zu sein. Es ist tragisch sich nie voll auf eine Situation einlassen können. Es ist ein Drama, wenn wir so handeln wie *Flaubert*, der einem Freund schrieb: *„Bleibe immer, wie du bist, verheirate dich nie, habe kein Kind, möglichst wenig Neigungen und gib dem Feind so wenig wie möglich Blöße."* Er fand es sei besser, einen Harem im Kopf zu haben als wirkliche Frauen. An *George Sand* schrieb er einmal: *„Der Anblick einer nackten Frau lässt mich über ihr Skelett nachdenken."* Flaubert war ein großer Spötter und urteilte über die Frauen: *„Sie verwechseln ihren Hintern mit ihrem Herzen und glauben, der Mond sei dafür geschaffen, ihren Lokus zu beleuchten."* Aber hinter dieser gefühlsverdrängenden Sichtweise verbarg sich auch ein sehr verletzlicher, gefühlvoller, zur romantischen Liebe neigender Mann, der in seiner Kindheit sehr vernachlässigt wurde. Ihm fehlte der Mut zur Liebe und ähnlich wie *Adalbert Stifter* klagte er am Ende seines Lebens: *„Eine der Melancholien meines Greisenalters ist es, kein Wesen zum Lieben und zum Streicheln zu haben."* Insofern ist es auch kein empfehlenswerter Weg, zynisch zu werden und in der Liebe nur noch pragmatisch zu handeln. Man spürt doch zu sehr seine Depressionen, vergangene Narben und Enttäuschungen, wenn *Gottfried Benn* so entwertend rational über seine Frau Hertha, die sich nach dem Zweiten Weltkrieg das Leben nahm, schreibt: *„Ein reizender Gebrauchsgegenstand. Ich bin nicht im Geringsten verliebt, es ist reiner Ordnungssinn. Ich kann nicht abends noch Brot kaufen und Seife und Wurst."* Dieser Zynismus lässt uns erschauern. Dennoch bleibt die Frage, ob nicht etwas Pragmatismus und Verstand in der Liebe wichtig sind. Es ist überhaupt die Frage, ob die Liebe immer ein guter Ratgeber ist. Wir alle heiraten normalerweise nicht die Traumfrau, nicht den Traummann, sondern ein gewöhnliches Wesen, das kooperativ und hilfsbereit ist. Wir haben in jungen Jahren die schmerzliche Erfahrung gemacht, dass Traummänner zu arrogant und distanziert sind. Und dennoch müssen wir unsere Liebesgefühle, unser Herz ernst nehmen. Wir dürfen unsere Emotionen nicht ausschalten, sie müssen Grundlage unseres Handelns bleiben. Wir müssen darauf achten, dass wir uns entwickeln, uns selbst begreifen und aus unseren Fehlern lernen, dann werden wir uns auch auf unsere Gefühle verlassen können.

Auch wenn wir mit unserem Verstand die Vorgänge der Liebe reflektieren, so sollten wir gelegentlich unbekümmert Herzblut investieren und deshalb kann ich auch *Bertold Brecht* zustimmen, der in einem Liebesgedicht schreibt: *„Ich will mit dem gehen, den ich liebe. Ich will nicht ausrechnen, was es kostet.“* Das muss aber nicht bedeuten, dass wir die Augen schließen und in naiver Weise dem anderen vertrauen. Es hilft weder uns noch unserem Partner bzw. unserer Partnerin, wenn wir verträumt durchs Leben gehen und dann den Alptraum machtdurchtränkter Liebe erleben. Die Liebe bewusst zu gestalten, ist die einzige Chance für unser Lebensglück. Warum sollten wir nicht in den glücklichen Zeiten die Weichen stellen, damit die Partnerschaft wirklich gelingt. Man muss sich nicht wie betrunken in eine Liebesbeziehung hineinfallen lassen und die Tatsache verdrängen, dass die Hälfte aller Beziehungen scheitert. Man muss nicht die Tatsache verdrängen, dass im Beginn der Beziehung meist schon der Keim des Zerfalls liegt. Wenn wir eine Liebesbeziehung wach gestalten, ist unsere Chance unendlich größer, dass die Liebe gelingt. Wir sind so eher in der Lage, Fehlentwicklungen vorzubeugen. Entweder sind wir dann fähig, diese Entwicklungen in einem Studium zu korrigieren, wo dies noch möglich ist oder wir trennen uns, bevor wir soviel in die Beziehung investiert haben, dass wir uns nicht mehr losreißen können.

Macht ohne Liebe ist zerstörerisch
Liebe ohne Macht ist langweilig

Die positive Kraft der Macht

Vor zwanzig Jahren hat mich ein Verlag gebeten, ein Buch zum Thema Macht zu schreiben. Ich habe damals das Angebot nicht angenommen. Zu schwierig war für mich das Thema, das ich im Wesentlichen mit dem Missbrauch der Macht durch Stalin und Hitler verband. Geprägt durch die Studentenbewegung, stand ich dem Phänomen Macht eher kritisch gegenüber und hatte eine große Sympathie für jene Theoretiker, die von einer herrschaftsfreien Welt träumten. Ich stimmte *Alfred Adler* zu, der das Machtstreben als eine Kompensation der Minderwertigkeitsgefühle eines Menschen ansah. Er war der Überzeugung, dass man nur durch ein entfaltetes Gemeinschaftsgefühl das Macht- und Geltungsstreben eindämmen könne. *Adler* plädierte für eine Gesellschaft, in der jeder Mensch bei der Durchsetzung seiner Ziele auch an seine Mitmenschen denkt. Doch davon sind wir weit entfernt. Ich ahnte immer, dass es eine machtfreie Gesellschaft nie geben wird. Ich wusste, dass man die Macht nicht schlechthin ablehnen kann. Ich war immer skeptisch, wenn Affekte wie Neid oder Eifersucht, das Phänomen Streit oder Macht zu schnell dämonisiert und nur als negativ betrachtet wurden. Mit großem Interesse las ich daher während des Studiums die Theorien von *Nietzsche*, der den Willen zur Macht als gestaltendes Element des Lebens propagierte. Er war der Meinung, dass die Abwertung der Macht die Weltanschauung der Unterdrückten sei, die dann die eigene Ohnmacht zur Lebensphilosophie erheben. Tatsächlich ist die Macht nicht nur negativ, sondern hat ein Doppelgesicht. Sie kann zerstörerisch sein, aber auch gestaltend. Immer jedoch ist sie kräftig und beeindruckend. Es wäre verhängnisvoll, die Macht schlechthin abzulehnen, weil wir damit nicht nur ohnmächtig gegenüber der Macht anderer sind. Wir verzichten dann auch auf die Kraft der Veränderung. Ähnlich wie Feuer und Sturm enthält die Macht eine sinnvolle Kraft, die man nutzen muss. Es wäre eine naive Illusion zu glauben, dass wir eine Partnerschaft ohne Machtkämpfe führen können. Die vollendete Harmonie gibt es vielleicht in der Musik, in der Liebe erreichen wir sie kaum. Gewisse Konflikte auf Grund von Meinungsverschiedenheiten sind notwendig; wenn wir auf sie verzichten, berauben wir uns der Spannung, die in einer sinnvollen Auseinandersetzung liegt. Es gibt immer unterschiedliche Interessen, abweichende Ziele in einer Partnerschaft und es ist besser, solche Konflikte auszutragen, als sie unter den Teppich des Vergessens zu kehren. Der amerikanische Soziologe *Morgenthau* meint sogar, dass Macht immer zur Liebe dazugehört. Ohne Macht gäbe es keine wirkliche Beziehung. *„Ein gewisses Machtmoment ist unabdingbar, wenn Liebe eine stabile Beziehung sein soll, denn ohne sein Vorhandensein wäre sie weiter nichts als eine Abfolge flüchtiger Begeisterungszustände. Ohne Macht hat Liebe keine Dauer. Durch die Macht aber wird sie korrumpiert und tendenziell zerstört.“* Offenbar kann Macht die Liebe vernichten, aber auch fördern. Damit beide Partner ihre Interessen in einer Liebesbeziehung durchsetzen und ihre Persönlichkeit bewahren können, ist die Macht unverzichtbar. Deshalb sollten wir über das Thema Macht vorurteilsfreier nachdenken. Wichtig ist hierfür eine praktische Definition, um zunächst einmal zu klären, was Macht eigentlich ist. Sinnvoll erscheint mir die Definition von *Talcott Parsons*. Für ihn ist Macht die Eigenschaft, den Willen oder das Handeln anderer so zu beeinflussen, dass sie sich seinem Willen fügen. Das klingt nach Manipulation und Beeinflussung, doch die Ausübung der Macht kann durchaus positiv sein, was auch die Entwicklung des Machtbegriffs zeigt.

Macht als körperliche Kraft, Fähigkeiten und Geld

Im Mittelalter bedeutete Macht zunächst körperliche Kraft. Er habe keine Macht in den Knochen sagte man, wenn einer kraftlos war. Doch im Laufe der Jahrhunderte wurde Macht immer weniger durch körperliche Kraft durchgesetzt. Und so veränderte sich auch die Bedeutung dieses Begriffs. Macht bedeutete nun Können sowie Vermögen, mitunter auch Bewirken. Diese Bedeutungsinhalte der Macht sind heute noch in Partnerschaften wirksam: Es gibt immer wieder Partnerschaften, in denen Macht durch körperliche Gewalt ausgetragen wird, was letztlich eine Liebesbeziehung zerstört. Doch Macht kann man in einer Liebesbeziehung auch durch Können und Vermögen erlangen. Damit ist nicht nur gemeint, dass wir einen Menschen für seine Fähigkeiten bewundern und lieben. Oder dass wir uns in sein Geld, seine Lebensumstände verlieben. Vielmehr gibt es auch eine Könnerschaft in der Liebe. Dies ist besonders deutlich in der Werbungsphase. Es gibt Menschen, die sehr viel Intuition, aber auch Kenntnisse haben bzw. sie erspüren, wie man bei der Eroberung eines anderen vorgehen muss.

Fähigkeiten in der Werbungsphase

Vor einiger Zeit erzählte mir ein Tauchlehrer, dass er sehr bewusst in der Liebe vorgehe, was die gewünschte Wirkung selten verfehlen würde. Bei einem Glas Wein weihte er mich in seine Verführungskünste ein: *„Ich achte immer darauf, dass sich die Frauen wohlfühlen. Es muss eine Stimmung der Heiterkeit entstehen. Liebe hat was mit Leichtigkeit zu tun. Also erzähle ich nichts von Krankheiten und Sorgen. Ich versuche die Frauen zum Lachen zu bringen. Ich interessiere mich für sie und achte bei den Treffen darauf, dass Spannung entsteht. Wir gehen ins Kino, ins Theater, fahren Boot. Immer entsteht eine spannende Atmosphäre. Langeweile ist der Tod der Liebe.“* Der Tauchlehrer wendete mit seinen Verführungskünsten recht erfolgreich die Erkenntnisse über die Entstehung der Liebe an. Zahlreiche Tests ergaben, dass die erotische Anziehungskraft von Frauen und Männern in Stresssituationen steigt. Bei einem solcher Tests wartete eine attraktive Frau auf einer Stahlbrücke und stellte vorbeikommenden Männern einige Fragen. Außerdem gab sie ihnen ihre Telefonnummer, falls sie noch etwas wissen wollten. Sie wiederholte dann diese Prozedur auf einer schwankenden Hängebrücke. Die Männer auf der Hängebrücke riefen erheblich häufiger bei ihr an und baten um eine Verabredung. Dies verwundert nicht, denn Gefühle der Aufregung fördern die Entstehung von Liebesgefühlen und jede Form der Langeweile führt zum Tod der Liebe.

Der Tauchlehrer verfügte über eine vielschichtige Theorie der Verführungskunst. Interessant fand ich vor allem, dass er nach dem ersten Treffen immer bestrebt war, ‚sinnliche' Gesamtumstände herzustellen. Als er mein Augenrunzeln bemerkte, erzählte er mir folgende Begebenheit: *„Ich fuhr mit einer bildhübschen Studentin in einer lauen Sommernacht mit dem Boot auf den stillen See hinaus. Die Sonne ging gerade unter, ich holte eine Flasche Sekt und zwei Gläser hervor, als am Strand romantische Musik aus einer Musikbox erklang…"* Wenn Sie so vorgehen, entsteht im umworbenen Partner ein angenehmes Gefühl, das er mit Ihnen in Verbindung bringen wird. Wir alle nehmen das Leben ganzheitlich wahr und die umworbene Studentin wird kaum genau erklären können, ob ihr Gefühl der Aufregung von dem Sekt, dem Bootfahren, der romantischen Musik oder dem flirtkundigen Tauchlehrer rührte. Auf jeden Fall war dieser Tauchlehrer ein Werbungsexperte, der Begegnungen mit Frauen sehr bewusst inszenierte und dabei eine unwiderstehliche Macht auf die Frauen ausübte.

Für die Verteilung der Macht in einer Liebesbeziehung spielt natürlich auch das Vermögen eine entscheidende Rolle. Doch dazu mehr im Kapitel Geld und Macht.

Macht als sozialer Einfluss

Inzwischen hat sich die Bedeutung des Wortes Macht eher eingetrübt. Im alltäglichen Bereich hat Macht fast immer eine soziale Dimension und bedeutet so viel wie Einfluss und Gewalt. In diesem Sinne meint der Soziologe *Max Weber*: *„Macht bedeutet jede Chance, innerhalb einer Sozialbeziehung den eigenen Willen auch gegen Widerstreben durchzusetzen, gleichauf worauf diese Chance beruht.*" Diese soziale Macht ist nicht grundsätzlich schlecht, sie ist vielmehr notwendig, um die eigenen Interessen durchzusetzen. Machtkonflikte sind immer ein Zeichen dafür, dass eine Beziehung lebt, dass sie lebendig ist. Das ist noch immer besser als die Friedhofsruhe einer Partnerschaft, in der jeder schweigt. Dies ist stets das Zeichen einer inneren Emigration. Eigentlich hat man sich mit seinen Zielen und Wünschen, mit seinen trennenden Gedanken längst entfernt. Insofern stimmt es, wenn Partner gelegentlich sagen: „Wenn ich mit Dir streite, dann deshalb, weil ich Dich liebe. Ich will die Beziehung verbessern, verändern. Würde ich nicht mehr daran glauben, wäre ich still. Wenn man resigniert, kämpft man auch nicht mehr."

In einer lebendigen Liebesbeziehung verfügt jeder Partner über die Möglichkeit den Partner umzustimmen. Auch hier handelt es sich um Machtmittel. Wir können den Partner so beeinflussen, dass dieser seinen ursprünglichen Willen vergisst. Und meist bemerkt er die angewendete ‚Taktik' nicht, zu der vor allem die drei positiven Machtstrategien zählen:

1. **Die Liebesoffensive:** Schenken Sie Blumen, Anerkennung, umwerben Sie den Partner, und dieser wird nach dieser Charmeoffensive oft bereit sein, ihre Wünsche zumindest teilweise zu akzeptieren. Die meisten Menschen werden weich und aggressionsgehemmt, wenn sie nur genügend Liebe erhalten.

2. **Machen Sie sich interessant:** Ziehen Sie sich schön an, berichten Sie von Ihren Erfolgen, achten Sie darauf, dass sie für den Partner attraktiv sind. Wenn Sie Ihren eigenen Wert erhöhen, haben Sie im ‚Beziehungspoker' mit dem Partner mehr Gewicht.
3. **Ziehen Sie sich zurück:** Das wichtigste, was Sie in der Partnerschaft dem anderen geben ist ihre Liebe. Wenn Sie sich zurückziehen, entsteht im Partner ein Liebesdefizit, er entwickelt Sehnsucht und ist oft eher bereit, ihren Wünschen zu entsprechen.

Man mag natürlich entgegnen, dass dieses Verhalten sehr zweckorientiert und berechnend ist. Man mag einwenden, dass man damit den Partner manipuliert. Doch ist es wirklich abzulehnen, wenn man die ‚Seelenmechanik' des Partners versteht und diese Kenntnis auch zur Realisierung der eigenen Wünsche umsetzt? Natürlich ist es wichtig, dass solche Strategien nicht die Partnerschaft bestimmen. Das wichtigste Mittel zur Realisierung unserer Wünsche sollte das Gespräch sein. Und solche Gespräche sollten die Meinungsverschiedenheiten nicht verschleiern. Sie treten vor allem bei der Verhandlungsstrategie offen zutage. Ein typisches Beispiel dafür sind unterschiedliche Urlaubsinteressen: Er ist bereit, mit ihr in die Berge zu fahren, wenn sie im nächsten Jahr mit ihm ans Meer fährt. Sie kommt ihm entgegen, wenn auch er nachgibt. Ein solch offener Umgang mit Konflikten muss eine Beziehung nicht belasten. Im Gegenteil: ich erlebe in der Therapie immer wieder, wie sehr gerade das Hinausschieben notwendiger Klärungen, das Vermeiden der Auseinandersetzungen zu einer Krise, einer Lähmung der Beziehung führen. *Machiavelli* meinte daher, bei Machtkonflikten käme es darauf an, frühzeitig zu handeln. Was man rechtzeitig bemerkt, *„dem ist leicht zu begegnen; wartet man aber, bis es nah ist, so kommt die Arznei zu spät, weil das Übel unheilbar geworden ist…"*[10] Rechtzeitig erkannte und bewältigte Machtprobleme tragen deshalb dazu bei, dass eine Partnerschaft lebendig bleibt.

Sollen Machtkämpfe eine positive, beziehungserhaltende Bedeutung haben, dürfen sie aber nie die Partnerschaft bestimmen. Natürlich begegnet man manchmal Paaren, die ständig streiten und trotzdem glücklich sind. Bei ihnen hat man gelegentlich den Eindruck, dass sie damit die Partnerschaft beleben. Einer meiner Patienten pflegte zu sagen: *„Nichts bringt mehr Leben in die Bude als ein Streit."* Doch in guten Partnerschaften entsteht die Spannung durch gemeinsame Interessen, die Entwicklung beider Partner, durch einen lebendigen Austausch. *Goethe* hat einmal gemeint, man solle zu $^{9}/_{10}$ das Leben bewältigen und zu $^{1}/_{10}$ über das Leben nachdenken. Dies gilt auch für die Beschäftigung mit Machtkonflikten in einer Liebesbeziehung. Auseinandersetzungen über Macht sollten nie Inhalt der Beziehung sein, sondern nur dazu dienen, die Liebesbeziehung zu verbessern.

Werden Machtkonflikte in einer Partnerschaft nicht offen ausgetragen, entstehen Verletzungen, Kränkungen, zumindest ein Partner wird in die innere Emigration gehen, der Kommunikationsfaden reißt ab. Das ist der Anfang vom Ende, obgleich ein solches Paar nach außen hin sehr liebevoll wirken kann. Man hat sich quasi geeinigt über bestimmte Dinge nicht zu reden, geht damit auch der lebendigen Begegnung aus dem Weg. *Peter Schellenbaum* hat beklagt, dass in fast allen Liebesbeziehungen Emotionsdämpfer entstehen würden. „Zuviel Leidenschaft, zuviel Aggression, zuviel Traurigkeit und Verzweiflung stören den geregelten Gang des Zusammenlebens. Was zuviel ist, bestimmt die wortlose Übereinkunft, die sich nach anfänglichen Turbulenzen eingespielt hat. Am verbreitetsten sind die Aggressionsdämpfer. ... Die meisten Partnerschaften werden mit der Zeit zu Regelkreisen von Dämpfung und Unterdrückung. Darum beschleicht viele Alleinlebende Unbehagen im Zusammensein mit Paaren. Diese verbreiten oft eine Atmosphäre ängstlicher Rücksichtnahme und Unfreiheit. Von außen gesehen sind es ‚glückliche Paare' ... Dringen wir aber in das bürgerliche Heiligtum ein, schlägt uns Sektenmief entgegen. Paare müssen sich ihrer Unechtheit weniger stellen als alleinlebende Menschen, weil Verdoppelung der gleichen Hemmung die Illusion von Natürlichkeit geben kann."[11]

Das zerstörerische Schweigen

Insofern sind Beziehungen oft viel besser und dauerhafter, wenn gelegentlich auch einmal laut gestritten wird. Eine Patientin berichtete mir: *„Bei mir in der Ehe wurde immer geschwiegen, runtergeschluckt, ich habe alles ertragen und dann irgendwann bin ich geplatzt, habe die Konsequenzen gezogen. Ich habe immer alles ertragen und irgendwann war ich weg. Ich habe erst dann gestritten, wenn es nicht mehr anders ging. Streiten war für mich wie Notwehr, es musste mir dann schon an den Kragen gehen. Wenn es fast um Leben und Tod ging – wurde ich aktiv. Bei meiner Schwester habe ich erlebt, dass sie sich mit ihrem Mann sehr oft gestritten hat, dann auch versöhnt hat, das gehörte irgendwie zum Leben dazu..."*

Gelegentliche Streitigkeiten gehören in einer guten Partnerschaft zur Normalität. Wer offen streitet, sich dabei manchmal auch etwas unkontrollierter die Meinung sagt, wird immer wieder überrascht feststellen, wie wenig er seinen Partner kennt. Er wird bei einem solchen Gefühlsausbruch hören, welche Sorgen, welcher Unmut sich angehäuft hat und die Notwendigkeit erkennen, sich mehr um die Beziehung zu kümmern. Nichts sei zerstörerischer als das Schweigen in Beziehungen, die stummem Vorwürfe und eine unechte Harmonie meinen die amerikanischen Analytiker *George R. Bach* und *Peter Wyden*, die sich immer wieder dafür ausgesprochen haben, die Blockaden in einer Partnerschaft durch konstruktiven Streit aufzulösen.[12]

In den meisten Ehen werden Machtkonflikte erst dann offen ausgetragen, wenn es fast zu spät ist. Selbst dann wird der Betreffende oft nicht die eigenen Interessen und Bedürfnisse ansprechen, sondern ‚vernünfteln'. Er wird beispielsweise darauf hinweisen, inwiefern für das Leben des anderen eine akute Gefahr besteht. Wenn einer der Partner trinkt, arbeitssüchtig ist, sich keine Arbeitsstelle sucht, nicht zum Arzt geht, sich in Schulden stürzt, sich regelrecht zugrunde richtet, dann stellt sich natürlich die Frage, ob man das wirklich mit ansehen muss. Das fragte sich auch eine meiner Patientinnen: *„Jahrelang habe ich gewartet. Mein Mann hat immer mehr Bier getrunken. Ich habe es ja am Anfang nicht gemerkt. Es waren ein, zwei Flaschen und das fand ich ja in Ordnung. Doch dann trank er jeden Abend vier Flaschen, man konnte mit ihm nicht mehr reden. Ich kam zu kurz und um meinen Schlaf, denn er schnarchte. Durch den Alkohol war er immer so entspannt, dass er pausenlos schnarchte. Ich hatte also einen Ehemann neben mir liegen, mit dem ich keine Sexualität mehr hatte, der mich nicht mehr berührte, nicht mit mir redete. Eine Alkoholfahne wehte zu mir rüber, ich hatte teilweise das Gefühl, dass ich allein durch diesen Alkoholnebel besoffen werden könnte. Es ekelte mich. Und so habe ich meinem Mann gesagt, heute und hier hört das auf. Wenn Du nicht aufhörst, trenne ich mich. Was mich auch zu diesem Schritt gebracht hat, war, dass der Arzt erhöhte Leberwerte und eine Entzündung der Bauchspeicheldrüse festgestellt hat und dass er im Straßenverkehr einen kleinen Unfall gebaut hat. Da wusste ich, das darf nicht so weitergehen."*

Notwendige Machtmittel sind kräftig, selten leise

Wenn in einer Partnerschaft lange geschwiegen wurde, wenn sich Machtkonflikte angehäuft haben und ihre kaum sichtbaren Wirkungen entfalten, kommt es oft zu einem dramatischen Streit. Einer der Partner hält dem Druck nicht mehr stand, sucht Veränderungen, leidet zu sehr unter dem Stillstand. Doch um die eingefahrenen Machtprozesse zu ändern, sind oft gewaltige Ereignisse erforderlich. Nur durch starke Erschütterungen lassen sich dann Änderungen erreichen. Wenn der Partner zarte Andeutungen macht, immer häufiger weggeht, wenn er seiner Frau nach Jahren wieder Blumen mitbringt, bewegt dies oft wenig. Auch eine behutsame Kritik wird meist überhört, nachdem der Partner doch jahrelang alles ertragen und erduldet hat. Leise Töne bringen jetzt keine Mauern zum Einsturz. Vielmehr gewinnt der Partner durch solches Verhalten die Gewissheit, dass er genauso weitermachen kann wie bisher. Seine Machtpolitik wird nicht angetastet. Dabei lebt er gefährlich, denn es gibt den stillen Liebesgefährten, der oft über Jahre hinweg eine geheime Buchführung anlegt. Er bucht jede Situation mit Plus- und Minuspunkten auf einem Konto. Jede Demütigung wird vermerkt, jede Ohnmacht bepunktet. Er bleibt dann nur solange in der Partnerschaft, wie er einen Nutzen daraus zieht und die Demütigungen erträglich sind. Wenn jedoch die Kosten der Partnerschaft den Nutzen übersteigen, wird er sich trennen. Das klingt nach Buchhaltung und ist es auch. Viele Paartherapeuten haben immer wieder darauf hingewiesen, dass wir in einer schwierigen Partnerschaft immer eine Buchführung betreiben. Solange eine Beziehung gut ist – und dies setzt eben voraus, dass wir offen über Probleme reden können – legen wir nichts auf die Goldwaage. Doch je mehr wir uns zurückziehen und uns unverstanden und in der eigenen Beziehung einsam fühlen, fangen wir an zu rechnen. Und dann kommt der Zeitpunkt, an dem wir uns mit Freunden wohler fühlen als zuhause oder am liebsten im Büro bleiben würden.

Wenn man dem Streit ausweicht

Es gibt viele Beziehungen, in denen man Konflikten ausweicht, indem man sich ständig aus dem Weg geht. Man verreist viel, ist ständig beschäftigt, ständig mit anderen zusammen. Man verhindert auf diese Weise eine tiefere Begegnung, man flieht voreinander, sobald es kritisch zu werden droht. Solche Menschen schieben zwischen sich und dem Partner Landschaften, Menschen, gemeinsame Erlebnisse. Hier stimmt die Aussage, dass man sich auch einmal anschauen und nicht nur in die gleiche

Richtung schauen muss. Sonst hat man schließlich eine Wohngemeinschaft, eine Firma oder ein anderes Lebensmodell, aber keine Ehe, wo es doch zu einem tieferen Verständnis füreinander kommen sollte, das immer auch ein Sich-Anschauen voraussetzt.

Wie wichtig gelegentlich ein heftiger Konflikt sein kann, haben mir immer wieder die Klagen vieler Frauen verdeutlicht, ihr Partner sei kein richtiges Gegenüber. Sie würden sich eine Persönlichkeit wünschen, an der man sich auch einmal reiben könne, der widerspräche, seine eigene Meinung habe. Der ihnen Grenzen setzt und auch einmal einen Streit riskiert. Dann könnten sie sich besser spüren, indem sie sich an ihm reiben, auch Gegensätze empfinden, manchmal sogar Angst vor seinen Reaktionen haben. Das sei immer noch besser als ein Partner, der immer alle Wünsche erfüllt, ständig vor ihnen zurückweicht, so dass sie sich wie in Watte gehüllt fühlen würden. *„Da wird man doch depressiv, da verliert man alle Gefühle, da liebt man nicht mehr, da hat man auch keinen Respekt mehr. Ich will keinen Mann, der zu allem ja und amen sagt, ich will ein Gegenüber"* – fasste in einem Interview eine 50-jährige Lehrerin ihre Lebenserfahrungen zusammen.

Es kann natürlich sein, dass der Partner während des Streits oder danach zu dem Ergebnis kommt, dass ihm die Beziehung soviel Aufregung nicht wert ist. Vor allem narzisstische Partner reagieren bei Krisengesprächen leicht gekränkt, da ihre Bindungsbereitschaft sehr gering ist. Sie trennen sich sehr schnell, sobald ein Streit eskaliert und der Partner Forderungen stellt. Doch vielleicht hat auch dies einen tieferen Sinn, weil wir dann in der Lage sind uns einen Partner zu suchen, der besser zu uns passt.

Wenn eine Frau herrschen will,
so muss sie sich stets den Anschein geben,
dass sie den Willen ihres Mannes tut.
Honoré de Balzac

Die leisen Mittel der Macht

Eines der wichtigsten und umstrittensten Bücher zum Thema Macht wurde 1513 von *Niccolo Machiavelli* geschrieben. In *‚Der Fürst‘* warnt er die Staatslenker, man solle Übel im Staate rechtzeitig erkennen, da man sie nur dann rasch heilen könne. Wenn sie unerkannt anwachsen würden, gäbe es kein Gegenmittel mehr.[13] Doch genau darin liegt das Problem. Machtprozesse sind am Anfang immer sehr schwer zu erkennen. Man liegt ja zu Beginn einer Liebesbeziehung nicht ständig auf der Lauer und prüft, ob gewisse Verhaltensweisen oder Äußerungen des anderen einem strategischen Machtverhalten entspringen. Und doch wäre es wichtig, hierin geschult zu sein. Denn die meisten Machtprozesse vollziehen sich still und leise und werden – wie Termiten in einem Gewölbe – zunächst kaum bemerkt. Und wenn wir dann die Risse im Mauerwerk sehen, ist es fast zu spät.

Es ist die Eigenart der Macht, dass sie anfänglich fast immer recht versteckt auftritt. Die meisten Menschen entwickeln in der Kindheit Machtstrategien, die sich dem elterlichen Einfluss entziehen. Vor allem unverstandene Kinder werden nicht bereit sein, sich mit den Eltern zu einigen, sich mitunter auch ihrem Willen fügen. Um ein Gefühl der eigenen Kraft zu entwickeln, müssen sie kämpfen, widersprechen, die Eltern besiegen. Natürlich wissen sie, dass sie gegenüber der dominanten Mutter oder dem autoritären Vater keine Chance haben, sich durchzusetzen. Sie wollen den Erziehungspredigten entgehen, der Kritik der Mutter ausweichen, sie wollen einfach in Ruhe gelassen werden. Und es ist für sie extrem wichtig, auch einmal ihren eigenen Willen haben zu dürfen. Die offene Konfrontation ist nicht möglich, dem würden die Eltern zu viel Macht entgegensetzen. Entweder es wird ein Machtwort gesprochen, manchmal wird dann tagelang überhaupt nicht mehr geredet, es gibt Fernsehverbot oder stumme Vorwürfe, eine leidende Mutter, die dann immer wieder zu Herzanfällen neigt und ihr stummer Blick sagt: ‚Du bist mein Sargnagel'. Im Gegensatz zu den Trotzanfällen im zweiten und dritten Lebensjahr, die sehr offen ausgelebt werden, greifen Kinder dann zu heimlichen Machtstrategien. Diese Macht soll den Einfluss der Eltern verringern und bezieht sich auf alles, was sie bestimmen wollen und wertschätzen.

Das verspätete Erledigen von Aufgaben

Viele Eltern legen großen Wert auf die Erledigung der Schularbeiten, auf die Kooperation im Haushalt. Hier ist es sinnvoll, wenn das Kind die Eltern auflaufen lässt. Sehr bewährt ist folgende Methode:

Mutter: Hast Du den Mülleimer runtergebracht?

Sohn: Ich bringe ihn gleich runter.

Mutter (nach 30 Minuten): Hast Du den Mülleimer inzwischen runtergebracht?

Sohn (genervt): Ich habe doch gesagt, dass ich den Mülleimer runterbringe.

Wer mit solchen Machtstrategien den Einfluss der Eltern reduziert hat, bringt später durch die verspätete Erledigung von Aufgaben den Partner auf die Palme. Ich habe in der Therapie vor allem viele Männer erlebt, die auf ihre genervten, mitunter drängelnden Ehefrauen mit Rückzug und partieller Verweigerung reagierten. Eine Patientin beschwerte sich regelrecht über ihren Mann: *„Wenn der sich nur ein bisschen vernachlässigt fühlt und ich will irgendwas von ihm, passiert es zunächst nicht. Ich muss dann immer viermal fragen und er macht es immer erst* *dann, wenn ich schon nicht mehr damit rechne. Wenn ich schon resigniert habe, dann ist er in der Lage, doch noch aus dem Knick zu kommen.“*

Das Zuspätkommen

Nichts ist so wirkungsvoll, um den Einfluss eines Partners zurückzudrängen, wie die Unpünktlichkeit. Nach einer Wartezeit von 10 Minuten wird er unruhig werden, nach einer halben Stunde wütend, dann wird er sich Sorgen machen, ob etwas passiert ist. Warten führt bei fast allen Menschen zu einem gesteigerten Gefühl der Ohnmacht, Psychoanalytiker meinen sogar, dass starke Unpünktlichkeit beim Partner eine kleine Psychose auslöst. Fast jeden Menschen kann man mit Unpünktlichkeit in den Wahnsinn treiben. Durch Unpünktlichkeit vermittelt man einem Menschen nicht nur, dass er sich nicht auf den Partner verlassen kann. Es ist auch eine mangelnde Wertschätzung, eine Botschaft der Missachtung. Nicht zu Unrecht heißt es: Pünktlichkeit ist die Höflichkeit der Könige. In einer Internetseite http://www.partnerschaft-beziehung.de las ich folgende Anfrage einer genervten Ehefrau, die ihre Problematik schilderte: *„Ich führe eine harmonische Ehe. Doch die Unpünktlichkeit meines Mannes macht mich rasend. Er kommt einfach nicht zur vereinbarten Zeit nach Hause. Wie kann ich meinen Mann zur Pünktlichkeit erziehen?“* Sie erhielt dann folgenden Ratschlag: *„Ihre Wut auf Ihren Mann ist verständlich, doch offenbar nicht wirkungsvoll. Bevor Sie Ihr Verhalten ändern, müssen Sie sich erklären können, weshalb Ihr Mann unpünktlich ist. Häufig verbirgt sich hinter der Unpünktlichkeit eine Rebellion. Ihr Mann möchte nicht von Ihnen kontrolliert werden. Er fühlt sich gezwungen, zu einem bestimmten Zeitpunkt zu erscheinen. Geben Sie ihm Wahlmöglichkeiten. Kündigen Sie ihm in ruhigem Ton folgendes an: Wenn er zu dem verabredeten Zeitpunkt kommt, werden sie mit ihm zusammen essen. Dann werden Sie mit ihm ins Kino gehen oder zur Einladung bei Freunden. Kommt er nicht* *bis zu diesem Zeitpunkt, essen Sie alleine oder gehen alleine weg. Warten Sie nicht auf ihn, sondern unternehmen Sie etwas. Dann werden Sie weniger Ärger verspüren und Ihrem Mann auch deutlich zeigen, dass er nicht pünktlich kommen muss. Sie sind nicht auf ihn angewiesen.*" Leider war im Internet nicht ersichtlich, ob diese Ratschläge etwas geholfen haben. Sie gehen grundsätzlich in die richtige Richtung, denn eine direkte Konfrontation ist immer schwierig. Der Unpünktliche hat stets eine Ausrede bei der Hand: die Bahn sei ihm weggefahren, er habe noch etwas Dringendes im Büro erledigen müssen, und am Ende kommt die Aufforderung: Hetz mich nicht, drängle mich nicht, kritisiere mich nicht. Unpünktliche pflegen dann bei Streitigkeiten darauf hinzuweisen, dass man nur in Deutschland so zwanghaft pünktlich sei, in anderen Ländern sei man gelassener – dort habe man auch mehr Lebensqualität. Natürlich ist die uns vertraute Pünktlichkeit nicht in allen Ländern üblich. Man hat einmal eine Reisegruppe aus Chile befragt, was ihnen an Deutschland am meisten aufgefallen sei. Sie sagten, es sei der Sekundenzeiger der Bahnhofsuhr gewesen. Abgesehen davon, dass die Züge sich wenig nach dem Sekundenzeiger der Bahn zu richten pflegen: hier ist diese Pünktlichkeit üblich. Und deshalb ist es immer ein Zeichen einer großen Unangepasstheit und nicht bewältigter Machtkämpfe, wenn ein Partner in diesem Punkt sehr eigensinnig agiert.

Interessanterweise können unpünktliche Menschen durchaus pünktlich sein, wenn es unbedingt sein muss. Fast immer erreichen sie das gebuchte Flugzeug (wenngleich oftmals in letzter Minute), sie kommen auch zu Bewerbungsgesprächen selten zu spät. Umso verärgerter sind natürlich Partner, wenn sie bemerken, dass vor allem sie von der Unpünktlichkeit betroffen sind. Sie machen meist den Fehler, dass sie geplante Unternehmungen nicht allein durchführen. Das würde das Machtspiel zugunsten des Wartenden aufheben. Doch der Wartende ist zu sehr vom unpünktlichen Partner abhängig und deshalb kann er dieses Machtspiel nicht beenden. Dies wurde mir sehr deutlich durch die Schilderung einer leitenden Angestellten, die sich über ihren Mann beklagte: „Wir haben ein Sommerhaus in den Bergen, fahren fast jedes Wochenende raus. An sich wollen wir am Freitagabend zusammen mit Bekannten losfahren. Doch das bekommt mein Mann natürlich nicht auf die Reihe. Und am Samstag warte ich dann wie auf Kohlen, halte dann noch einen kurzen Mittagsschlaf und erst um 13.00 sind wir auf der Autobahn. Jeden Arbeitnehmer, der sich so verhält, würde ich fristlos entlassen. Ich könnte natürlich allein fahren, aber ohne ihn macht das alles keinen Spaß." Eines Tages hat sich diese Patientin ein Auto gekauft und damit einen Machtkonflikt zu ihren Gunsten entschärft, indem sie unabhängiger von ihrem Mann wurde.

Erwartungen nicht erfüllen

Wer sich in der Kindheit unverstanden und dominiert fühlte, wird sich weigern, die Erwartungen der Eltern zu erfüllen. Dies käme für das Kind einer Kapitulation gleich. Es kann nach außen durchaus sehr liebenswürdig und angepasst wirken, wird sich aber bei den zentralen Erwartungen der Eltern regelrecht trotzig verhalten. Bei der zwanghaften Mutter wird das Kind nicht aufräumen, bei dem ehrgeizigen Vater die Schularbeiten nur sehr oberflächlich erledigen. Und auch in der Partnerschaft wird ein solcher Mensch nicht auf die Erwartungen des Partners eingehen. Wenn er spürt, dass es sich um Herzenswünsche handelt, ist er blockiert. Vor einiger Zeit kam ein Paar zu mir, das auf den ersten Blick sehr harmonierte. Sie war die Tochter eines Predigers, musste sich immer hübsch anziehen, brav sein und bekam ständig die Mahnung mit auf den Weg, in dem kleinen Dorf nicht unangenehm aufzufallen, da dies auf ihr Elternhaus zurückfallen würde. Nach außen passte sich die Tochter an. Doch sie verlegte sich darauf, den Einfluss des Vaters möglichst gering zu halten. Sie lebte in ihrer eigenen inneren Welt und machte in vielen Dingen nicht, was der Vater von ihr erwartete. Sie erfüllte vor allem seinen Herzenswunsch nicht, indem sie nicht Religionslehrerin wurde, sondern einen kaufmännischen Beruf ergriff. Dies kann man durchaus verstehen, aber die Tragik dieser Abgrenzung zeigt sich darin, dass sie auch in der Ehe nicht in der Lage war, die Wünsche ihres Mannes zu erfüllen. Dieser war etwas zwanghaft und wünschte sich, in der Nähe des Telefonbuchs sollte immer ein Block mit einem Kugelschreiber liegen. Er hatte die Vorstellung, dass der Kühlschrank immer so aufgeräumt ist, dass keine Lebensmittel verderben. Und im Badezimmer wollte er, dass Zahnpastatuben richtig ausgedrückt werden und die Handtücher ordentlich auf dem Handtuchhalter liegen. Das sind natürlich keine riesigen Wünsche, aber seine Ehefrau konnte sie nicht erfüllen. Kam es zum Streit, dann sagte sie, dass sie ihn als engherzig und kleinkariert empfinden würde.

Die positive Stimmung in einer Ehe besteht auch aus kleinen Gesten, die uns zeigen, dass wir ernstgenommen werden. Ist der andere eigensinnig, wird er gerade diese Wünsche nicht erfüllen und damit die Beziehung gefährden. Dazu gehören auch störende Angewohnheiten. Es ist ein Zeichen der Aufmerksamkeit, des Respekts, wenn ich mich danach richte, was der andere will. Ist erst einmal ein Machtkampf entbrannt, bin ich nicht mehr bereit, für den anderen gewisse Opfer zu bringen und mich anzupassen.

Der Mann wird den Klodeckel nicht mehr hochklappen oder sich beim Pinkeln hinsetzen, weil sie es so wünscht. Er wird seine Socken irgendwo hinwerfen... Und sie weigert sich die Schwiegermutter zu besuchen. Es fehlt die Gelassenheit, dem Partner etwas zuliebe zu tun.

Das Verschweigen von Schwächen

Es ist ein großes Zeichen des Vertrauens, wenn Kinder den Eltern Geheimnisse anvertrauen und sich auch in Notfällen an sie wenden. Der Rückzug von Kindern zeigt sich vor allem darin, dass sie den Eltern kaum noch etwas über sich erzählen. Die übliche Frage der Mutter, wie es denn in der Schule gewesen sei, wird dann beiläufig mit *„war so...“* beantwortet. Dieses Trotzverhalten, das sicher Gründe hat, ist eine passive Aggression, die später eine Liebesbeziehung schwerwiegend belasten wird.

Der Beginn einer Partnerschaft besteht immer darin, dem anderen möglichst alles von sich zu erzählen. Jede Kleinigkeit ist wichtig. Und das ist auch notwendig, damit wir den anderen verstehen und uns auf ihn einstellen können. Doch wer als Kind nach heimlicher Macht streben musste und das Interesse an seiner Person als Übergriff erlebte, darf nie zu viel von sich erzählen. Er muss vor allem seine Schwächen, seine Ängste und Sorgen verheimlichen und muss bedeutende Begebenheiten seiner Kindheit verschweigen. Viele Frauen beklagen, dass ihre Männer zu Gefühlsäußerungen kaum fähig seien und von ihrer Kindheit wenig berichten. Sie tun so, als wären sie als Erwachsene auf die Welt gekommen. Die Kindheit mit den Zeiten der Abhängigkeit, des Zweifelns und des Werdens müssen ausgeblendet werden. *„Mein Mann berichtet mir noch nicht einmal, wenn er sich krank fühlt“* – klagte kürzlich eine Lehrerin. *„Er hat schon seiner Mutter nie was erzählt. Diese war sehr besorgt, immer ängstlich, überfürsorglich und er hat sich ihr gegenüber abgeschottet. Wenn sie mal zu Besuch kommt und fragt, was er erlebt habe, kommt die Standantwort: Ach, nichts. Und so ist er auch bei mir. Man muss ihm die Würmer aus der Nase ziehen. Ich weiß oft nicht wie es ihm geht, kenne auch seine Wünsche wenig. Natürlich mache ich dann gelegentlich Fehler, bin zu temperamentvoll, unvorsichtig. Das muss ihn gestört haben. Jedenfalls habe ich irgendwann festgestellt, dass er seit über zwölf Monaten eine Geliebte hatte. Na – da war was los. Jetzt haben wir uns ausgesprochen, er ist ein wenig offener geworden. Aber so richtig unbekümmert und im seelischen Sinne offen ist er nur, wenn es sich um Technik handelt. Manchmal wäre ich gern ein Computer oder ein fernlenkbares Auto, dann würde er sich mehr um mich kümmern.“*

Natürlich muss ein Partner nicht alles wissen. Jeder braucht eigene Bereiche, auch eigene Geheimnisse. Man raucht gelegentlich heimlich eine Zigarette, obgleich man mit dem Rauchen schon vor einem Jahr aufgehört hat. Oder man isst gern einen Döner, obwohl die Ehefrau offensiv für die vegetarische Küche wirbt. Und die Hausfrau spart – indem sie Sonderangebote kauft – heimlich ein wenig Geld, um den Enkelkindern etwas zuzustecken. Doch die grundsätzliche Bereitschaft zum Gespräch ist entscheidend für die Vertrauensbasis einer Liebesbeziehung.

Die innere Emigration

Noch problematischer als das Schweigen ist die innere Emigration. Hier handelt es sich um Menschen, die sich bei kleinsten Anlässen zurückziehen, eine große Fluchtdistanz benötigen, selten zusammenziehen, oft sehr spät heiraten. Meist handelt es sich um sehr zurückhaltende Männer, die sehr im Beruf aufgehen, wenige Freundschaften haben. Wenn sie doch irgendwann eine feste Verbindung eingehen, handelt es sich meist um eine sehr resolute Frau, die entschlossen auch sein soziales Leben in die Hand nimmt. Sie übernimmt jene Entscheidungen, die er nicht zu treffen vermag. Er hat dadurch ständig das Gefühl bedrängt, gleichsam ferngelenkt zu werden und zieht sich immer wieder in sich selbst zurück. Er muss einen Schutzwall um sich herum errichten, weil er nicht daran glaubt, selbst seine Interessen durchsetzen zu können. Eigentlich hat er sich aufgegeben. Unter diesem offensiven Rückzug leidet natürlich seine Ehefrau, die manchmal den Eindruck hat, als würde sie in einer Wohngemeinschaft leben. Ihr Mann kann sehr nett und lustig sein. Aber er vergisst den Hochzeitstag und kümmert sich nicht um sie, wenn sie krank ist. Er denkt mit Grausen an die Verpflichtung, die auf ihn zukommen könnte, wenn sie einmal einen schweren Unfall hätte. Auf das Versprechen: Ich halte zu Dir, wir werden auch alle schweren Stunden des

Lebens gemeinsam durchstehen, wird man von ihm vergeblich warten.

Man kann mit ihm durchaus schöne Stunden erleben, er kann ein guter Unterhalter sein, aber irgendwie bleibt er auch in einer engen Beziehung ein Junggeselle, der sich nicht bindet. Er ist gefühlsscheu und verhält sich immer dann ausweichend, wenn man Anerkennung und Liebe erwartet. *„Er holt mich nie vom Bahnhof ab"*, – klagte eine Patientin über ihren Mann. *„Und wenn ich ihn frage, was er an mir liebt, dann antwortet er, dass er mich von unten bis oben lieben würde. Er macht daraus eine Komiknummer. Nie bekomme ich Blumen. Und wenn er einige Zeit weg war, dann fremdelt er regelrecht. Er braucht dann fast einen Tag, um hier wieder heimisch zu sein."*[14]

Ich darf so bleiben wie ich bin

Für eine Partnerschaft ist es unerlässlich, dass wir eine gewisse Anpassungsbereitschaft besitzen. Natürlich sollen wir uns nicht aufgeben, jeder hat seine Eigenheiten, an denen er hängt, die ihm fast wichtiger sind als die Partnerschaft. Ein älterer Freund war immer sehr entgegenkommend, aber er war nicht bereit, auf seinen alten Ledermantel zu verzichten, der ihm ans Herz gewachsen war. Eine Frau sollte ihn auch mit speckigem Ledermantel lieben – oder es sein lassen. Gewissermaßen war dies ein Toleranz-Test. Solche Eigenheiten hat jeder Mensch und er wird sie verteidigen, wenn er den Eindruck hat, dass er umgemodelt werden soll. Doch die entschlossene Aussage *„Ich bleibe wie ich bin"*, ist immer eine Kampfansage. Das empfand auch ein Kollege so, der mit einer sehr burschikosen Bauleiterin zusammen war, die unentwegt fluchte und sich und anderen beweisen musste, dass sie ein richtiger ‚Kerl' war… Sie hatte die Angewohnheit, in vornehmen Restaurants unvermittelt laut zu sagen: *„Ich gehe jetzt pinkeln"*. Der Kollege zuckte immer zusammen, versuchte ihr zu vermitteln, dass dies doch in einer solchen Umgebung nicht angebracht sei. Doch jetzt kam ihre große Stunde. Wie auf ein Stichwort im Theater hatte sie nur darauf gewartet und legte los: Sie lasse sich nicht unterdrücken, sie könne machen, was sie wolle. Sie sei nicht angepasst, was sie denn im Übrigen sagen solle. Diese Frage war natürlich geschickt, denn die Bauleiterin hatte deutlich gespürt, wie er seelisch – und fast auch körperlich von ihr abrückte – und ein Kompromiss hätte den Dauerstreit schnell beendet. Er atmete tief durch, glaubte doch noch an eine Veränderung, bekam wieder Farbe im Gesicht und sagte: *„Sag doch einfach ... Du gehst Dir die Nase pudern."* Sie schmunzelte und bei den nächsten Restaurantbesuchen war er immer in einer leicht angespannten Stimmung. Wir unternahmen zusammen manche Wanderung und ich merkte, wie bei dem Kollegen die Anspannung zunahm. Und als wir dann wieder einmal in einem Restaurant einkehrten, stand die Frau auf, räusperte sich und sagte vernehmlich: *„Ich gehe jetzt pinkeln..."*

Die Flucht in die Krankheit

Viele Machtkämpfe spielen sich auf der Ebene der Krankheit ab. Es gibt tatsächlich viele Beziehungen, die krankmachend sind. Wer ständig Machtkämpfe aushalten muss, vom Partner abgewertet und erniedrigt wird, kann daran seelisch erkranken. Doch auch diese Erkrankung kann dann Teil eines Machtkampfes sein. Dem Partner wird demonstriert, was er angerichtet hat. Ihm werden Schuldgefühle vermittelt: Du machst mich krank, sieh was Du angerichtet hast. Das Leiden muss dabei keineswegs still verlaufen, sondern kann sehr dramatisch sein. Dies war auch bei einer türkischen Ehefrau so, die zu mir in die Therapie kam. Ihre Lebenshoffnungen waren nicht in Erfüllung gegangen. Von dem Ehemann, den sie heiraten musste, war sie enttäuscht. Und die Kinder, die sie sehr verwöhnt hatte, verließen das Haus. Sie hatte keine Lust mehr zu kochen, ihre Pflichten zu erfüllen, wäre am liebsten ausgezogen. Doch das traute sie sich nicht zu, das hätte auch gegen ihre türkische Erziehung verstoßen. So entwickelte sie ein unerklärliches Schmerzsyndrom und schließlich kümmerten sich alle in der Familie um die leidende Mutter. *Heinrich Böll* hat in seiner Kurzgeschichte *‚Nicht nur zur Weihnachtszeit'*[15] auf humorvolle Weise verdeutlicht, welche Macht ein Mensch mit einer Krankheit ausüben kann: Tante Milla verfällt in einen Schreikrampf, sobald der Weihnachtsbaum nach den Feiertagen abgebaut wird und terrorisiert die ganze Familie, die dadurch jeden Tag Weihnachten feiern muss. Solche Strategien sind oft wirkungsvoller als Gespräche, die nichts nützen und Wünsche, auf die keiner eingeht. Einen Kranken im Stich zu lassen, sein Wehklagen zu ignorieren, schaffen selbst ansonsten hartgesottene Ehemänner und verwöhnte Kinder nicht.

Krankheit bringt Zuwendung

Eine andere Patientin war oft krank und brauchte Schonung. Sie las abends immer Liebesromane, während ihr Mann neben ihr lag und schnarchte. Dann träumte sie von einem idealen Mann, empfand immer mehr, wie durchschnittlich und gewöhnlich ihr Ehemann war. Er kümmerte sich kaum um sie, nur wenn sie krank war, konnte sie sich seiner starken Zuneigung sicher sein. Was hier noch wie ein Manipulationsspiel anmutet, ist in anderen Beziehungen dramatische Wirklichkeit. Vor allem Frauen greifen zum Mittel der Krankheit, wenn sie Angst haben müssen, dass sich ihr Mann von ihnen trennen könnte. Sie ahnen, dass die Krankheit die wirksamste Möglichkeit ist, ihren Mann fest an sich zu binden. Indem sich die Partnerin in die Rolle der Patientin begibt, wird ihr Mann zum Betreuer und Pfleger, was für sein angeschlagenes Selbstwertgefühl eher förderlich ist. Oft sind es durchaus selbständige Frauen, die im Laufe einer Ehekrise eine Angstneurose entwickeln und dann nichts mehr allein unternehmen können. Sie geben sich selbst auf, retten damit aber die Ehe, weil sich in dieser Situation der Ehemann nicht mehr von ihnen entfernen kann. Dies trifft insbesondere für die sogenannten Herzneurosen zu, bei denen die Patientin ständig Angst hat, sie könne durch eine Fehlfunktion des Herzens ohnmächtig werden oder gar sterben. Eine meiner Patientinnen litt jahrelang unter einer solchen Herzneurose, war außerhalb des Hauses völlig auf ihren Mann angewiesen. Diese seelische Erkrankung begann, als sich ihr Mann von ihr trennen wollte. Nach Ausbruch der Erkrankung war davon nicht mehr die Rede. Der Ehemann, der sich vorher seiner Frau eher unterlegen gefühlt hatte, nahm gern die Rolle des Betreuers an. Die Ehefrau hatte Erotik und Liebesleben geopfert, weil für sie der Zusammenhalt lebenswichtig war. Erst nach zwei Jahren intensiver therapeutischer Behandlung konnte sie diese Zusammenhänge erkennen und allmählich ihre Selbstständigkeit zurückgewinnen.

Die Eifersucht als Warnsignal und Kontrolle

Noch deutlicher ist die Angst vor dem Liebesverlust natürlich bei der Eifersucht. Jede Eifersuchtsregung enthält immer die Botschaft: Ich habe Angst Dich zu verlieren. Nach einer Umfrage leiden 82 % der Bevölkerung gelegentlich unter Eifersucht. Allerdings ist Eifersucht nicht immer neurotisch, sie kann auch ein begründetes Warnsignal sein, wenn sich der andere entfernt und die Beziehung bedroht ist. Fehlende Eifersucht kann auch auf einen Mangel an Bindungsverhalten hinweisen. Dies bestätigte mir eine 42-jährige Patientin, die mir sagte: *„Mein Mann war immer sehr eifersüchtig und ich fühlte mich wohl dabei. Früher war ich mit Männern zusammen, die nicht treu waren, die sich nicht richtig binden konnten. Mein Mann meinte es ernst. Bei ihm hatte ich den Eindruck, dass er wirklich an der Beziehung mit mir interessiert war. Deshalb empfand ich seine Eifersucht als Liebeserklärung."*

Doch sehr häufig erleben die Partner die Eifersucht auch als Machtmittel.[16] Sie fühlen sich vom Partner kontrolliert, seine Vorwürfe belasten sie. Durch die ständigen Fragen: *„Warum* *kommst Du so spät, wo warst Du?*" fühlen sie sich eingeengt, mitunter durch Eifersuchtsanfälle auch eingeschüchtert. Bei dieser neurotischen Eifersucht ist immer ein Kindheitsdrama vorhanden. Meist erlebte der Eifersüchtige in der Kindheit traumatische Trennungserfahrungen. Häufig liegen Vernachlässigungen durch Entthronungen in der Kindheit vor, wenn ein anderes Geschwister geboren wurde. Diese Angst vor dem Verlassenwerden versucht der Eifersüchtige abzuwehren, indem er den Partner kontrolliert. Dieser fühlt sich dann häufig wie im Gefängnis weil er keinen unbeobachteten Schritt mehr tun kann.

Die ständige Eifersucht eines Menschen gilt als neurotisch und dabei wird häufig übersehen, dass auch der Partner seinen Anteil am Beziehungsgeschehen hat. Wenn er seelisch etwas zu unterkühlt ist, fühlt sich der Eifersüchtige wie ein Mensch, der zu wenig zu Essen bekommt und ständig ‚unterzuckert' ist. Ihm wird zu wenig Verlässlichkeit geboten. Insofern tobt in jeder Eifersuchtsehe ein Machtkampf, der sich um die Frage dreht, wie viel Bindung bzw. Freiheit beide Partner in der Beziehung brauchen, um sich wohlfühlen zu können.

Das Frühwarnsystem der Frauen

Frauen haben in den vergangenen Jahrhunderten gelernt still zu kämpfen. Den leisen, subtilen Machkampf beherrschen sie erheblich besser als die machtgewohnten Männer. Frauen sind emotional wendiger, sie verfügen über das seelische Frühwarnsystem der Macht, spüren Machtveränderungen oft schneller, haben empfindliche Antennen für den Verlust der Anerkennung und drohende Untreue. Diesen leisen Machtkampf bemerken Männer häufig erst dann, wenn der Beziehungskrieg voll entbrannt ist. Ihnen fällt es sehr schwer, Machtstrategien in einer Liebesbeziehung rechtzeitig zu erkennen. Tatsächlich ist es meist schwierig zu erkennen, ob es sich bei einem Vorfall wirklich um ein Machtspiel handelt. Es könnte ja sein, dass dem Partner wirklich der Bus vor der Nase weggefahren ist, wenn er eine halbe Stunde zu spät kommt. Und wenn sie immer vergisst, etwas zu erledigen, kann es daran liegen, dass sie bei der Arbeit überfordert ist. Hier gibt es drei Grundlegeln der Macht:

1. Sprechen Sie es an.
   Wenn es kein Machtspiel ist, wird sich der Partner im Allgemeinen entschuldigen und akzeptieren, dass Sie einen Anspruch auf Pünktlichkeit usw. haben.
2. Warten Sie ab.
   Entwickeln Sie das Gedächtnis eines Elefanten. Wenn es sich um ein Machtspiel handelt, wird sich die Unpünktlichkeit des Partners bald wiederholen und diesmal wird er eine andere Begründung vorweisen („Im Büro gab es einen Wasserrohrbruch").
3. Versuchen Sie den Partner zu ändern.
   Durch nichts erkennen Sie die Charaktereigenschaft des Partners schneller als bei dem Bemühen ihn zu ändern. Wenn sich in der Partnerschaft trotz eines Krisengesprächs nichts ändert, liegt mit ziemlicher Sicherheit ein Machtspiel vor.

„Was kann ich denn tun, wenn ich das Machtspiel in der Partnerschaft erkenne" – fragte mich ein Schriftstellerkollege. Und er fuhr fort: *„Muss ich das nun erdulden, verstehen oder mich trennen?"* Man muss mitnichten in einer Partnerschaft alles erdulden, obgleich in jeder Beziehung eine große Toleranz dazugehört, wenn sie gelingen soll. Doch um einen größeren Handlungsspielraum zu gewinnen, muss man von der Anerkennung und dem Beziehungsverhalten des Partners zunächst einmal relativ unabhängig werden. Grundsätzlich hat in einer Beziehung immer der die Macht, der nicht so sehr von der Liebe des anderen abhängig ist. Es hat immer derjenige die Macht in der Beziehung, der notfalls auf den anderen verzichten kann. Man muss den Mut haben, auch auf die Partnerschaft verzichten zu können, wenn man einen richtigen Streit ausleben kann. Eine Kollegin sagte mir früher einmal, sie würde bei jedem Streit die

Angst spüren, dass der Partner sie verlassen würde. Sie müsse dann alle Gefühle zurückziehen, sich auch mit dem Gedanken vertraut machen, dass die Beziehung enden könne und erst dann wäre sie in der Lage, einen solchen Streit durchzustehen. Diese Kollegin, die heute noch verheiratet ist, bestätigt die Erkenntnisse einer amerikanischen Studie. Sie zeigt, dass derjenige die Macht hat, der auch allein lebensfähig ist und seinen Lebensstil auch allein aufrechterhalten kann.

Soll man zusammen wohnen?

Natürlich kann man am leichtesten die Abhängigkeit verringern, indem man Abstand einlegt. Mein leider verstorbener Freund *Wilfried Wieck* empfahl mir einmal nicht zusammenzuziehen, so würde man allen Widrigkeiten einer Partnerschaft aus dem Weg gehen und nur das Schöne genießen. Ich entgegnete ihm, dass dies sicherlich Vorteile habe. Schon *Wilhelm Busch* dichtete: „Wer einsam ist, der hat es gut, weil niemand ist, der ihm was tut." Doch was ist, wenn wir krank oder seelisch angeschlagen sind und auf die Fürsorge eines Partners angewiesen sind. Zahlt man nicht für das Getrenntleben, das heute immer mehr Paare praktizieren, einen zu hohen Preis? Sind solche Beziehungen emotional nicht zu lauwarm, da man die Intensität des Zusammenwohnens nicht erlebt? Zwei getrennte Wohnungen haben sicherlich Vorteile. Ich habe aber manchmal den Eindruck, dass man bei diesem Lebensmodell versucht, das Gift der Macht durch Abstand zu verdünnen – bewältigen kann man das Machtproblem dadurch nicht.

Natürlich soll man nicht sofort zusammenziehen, aber muss man wirklich immer getrennt wohnen, wie es *Sartre* und *Beauvoir* vorgelebt haben? Beide waren – im klassischen Sinne – kein Liebespaar. Nach einer kurzen Liebesphase hatten sie keine Sexualität mehr, strebten viel mehr eine geistige Nähe an. Damit entsprach der räumliche Abstand auch ihrer wirklichen Beziehung. Doch für Liebesbeziehungen gilt: Wer dauerhaft nicht zusammenziehen will, hat entweder zu große Angst vor Machtkonflikten. Oder er hat ein so großes Freiheitsbedürfnis, dass er lieber allein wohnen sollte. Bei sehr eigenwilligen Menschen kommt es sonst unweigerlich zu Machtkämpfen. Ein drastisches Beispiel dafür ist die Journalistin und Orientalistin *Alexandra David Neel,* die sich immer leidenschaftlich für die Gleichberechtigung zwischen Mann und Frau einsetzte. Zwar heiratete sie am 4. August 1904, wird aber später sagen, sie habe dies mehr aus Bosheit denn aus Zuneigung getan. Für sie sei *„die ideale Form des ehelichen Zusammenlebens ein Garten mit zwei Wohnhäusern".* Dennoch lebt das kinderlose Ehepaar in einem Haus. Dem kompromisslosen Absolutheitsanspruch seiner Frau begegnet ihr Ehemann, der oft um andere Frauen wirbt, mit einem Phlegma, das sie zur Weißglut bringt. Alexandra, die sich von sexuellen Beziehungen angewidert fühlt, geht auf Reisen und kündigt schließlich ihrem Mann an, dass sie zurückkommen würde, aber nur, wenn sie leben könne, wie sie wolle, wenn sie mitten in der Nacht aufstehen könne, um zu arbeiten und er sich nicht daran stören würde. *„Ich will schon mit Dir leben, aber nur wenn ich um drei Uhr aufstehen und um neun ins Bett gehen kann, und sofern ich mich ein oder zwei Wochen lang einschließen darf, wenn es mich überkommt, ohne dass es dich stört oder dass Du mich störst."*[17] Sie setzte ihre Ansprüche durch, führte eine klassische Kampfehe, die dem Muster folgte: Mit ihm geht es nicht, ohne ihn auch nicht. Sie starb 1969, nachdem sie in ihrem Leben immer versucht hatte die buddhistische Weisheit zu verwirklichen: *„Seid euch selbst euer eigenes Licht. Seid auch selbst eure eigene Rettung."*

Viele berühmte Persönlichkeiten haben sich gegen das Zusammenleben ausgesprochen. So schreibt *Henry de Montherland*: *„Die Ehe ist eine Hölle bei gemeinsamem Schlafzimmer; bei getrenntem Schlafzimmer ist sie nur noch ein Fegefeuer; ohne Zusammenleben wäre sie vielleicht das Paradies."* Natürlich sind die Machtprozesse geringer, wenn man nicht zusammen wohnt. Viele Menschen ziehen mittlerweile diesen Weg vor und reduzieren damit die Machtprozesse der Liebe. In Großstädten lebt inzwischen in jeder zweiten Wohnung ein Single. Doch Singles zahlen für ihre Autonomie einen hohen Preis. Das Zusammenleben hat viele Vorteile:

- Man erlebt sich im Alltag auf eine sehr unkomplizierte Weise, was Machtprozesse reduziert. Die Begegnungen in Single-Partnerschaften sind immer hochgradig emotional, was Machtprozesse fördert.
- Wenn wir abends mit dem Partner kuscheln können, sein Schnarchen hören und neben ihm aufwachen, ergibt sich eine Vertrautheit, die eine Single-Beziehung nie erleben wird.

Allerdings ist es enorm wichtig, dass in einer Liebesbeziehung jeder sein eigenes Zimmer hat, über Rückzugsräume verfügt, die auch vom Partner respektiert werden.

Die Überwindung der Abhängigkeit

In jeder Partnerschaft gibt es verschiedene Abhängigkeitsmuster. Während früher die finanzielle Abhängigkeit besonders schwerwiegend war, besteht heute vor allem die emotionale Abhängigkeit. Um sie zu überwinden, müssen wir uns darum bemühen, uns von der Anerkennung, Zuwendung und Liebe des Partners unabhängiger zu machen. Doch dies ist leichter gesagt als getan. Bei allen Machtspielen gibt ein Partner immer so viel Anerkennung, dass sich der andere nicht entziehen kann. Er gibt so viel Liebe und Zuwendung, dass man sich nicht trennen kann. Er stellt so viel Bindung her, dass man die Beziehung aufrechterhält und auf dieser Basis kann er sein Machtspiel ausüben.

Insofern ist es immer ein Problem, wenn ein Partner sagt, er könne ohne den anderen nicht leben. Wenn die Harmonie, die Nähe als das Wichtigste überhaupt angesehen wird, wenn der Gleichklang der Partner als lebenswichtig empfunden wird.

Natürlich sind wir in einer Liebesbeziehung immer abhängig. Wir sind auf die Zustimmung des Partners angewiesen, um unser Selbstwertgefühl aufrechtzuerhalten. Der Schriftsteller *Peter Handke* meint in drastischer Weise: *„Das Alleinsein ist lebensgefährlich, ganz klar. Denn man braucht es, mindestens einmal am Tag wahrgenommen zu werden, eine Aufmerksamkeit zu spüren. Und das ist die Todesgefahr des Alleinseins: ans Haus gebunden zu sein, und niemand nimmt einen wahr."* Das Alleinsein führe zu einem Gefühl der Unwirklichkeit. Insofern können wir die Abhängigkeit vom Partner nicht leugnen. Doch wir müssen die Abhängigkeit so verringern, dass wir uns nicht aufgeben. Sonst sind wir bereit alles für den anderen zu tun.

Am stärksten sind natürlich die Abhängigkeitsgefühle bei jenen Menschen, die eine dauerhafte Verschmelzung in der Partnerschaft anstreben. Sie wollen eine Symbiose, in der sie ihre Eigenständigkeit in der Partnerschaft nicht entfalten müssen. Sie geben die eigene Identität in der Beziehung auf. *Ernest Hemingway* hat eine solche Symbiose in *‚Wem die Stunde schlägt'* eindrucksvoll beschrieben: *„Nachher werden wir wie ein Tier des Waldes sein und so nahe beisammen sein, dass keiner mehr wissen wird, dass der eine von uns der eine ist und nicht der andere. Fühlst du nicht, dass mein Herz dein Herz ist?... Fühle! Ich bin du, und du bist ich, und jeder von uns ist der andere."*[18] Eine vorübergehende Verschmelzung ist sehr schön, sie gehört zur Liebe. Wenn sich zwei Liebende nicht nur körperlich vereinen, so ist dies ein berauschendes, befreiendes Erlebnis. Nicht mehr allein und einsam zu sein, sondern sich mit einem Menschen vereinigt zu fühlen, ist der eigentliche Höhepunkt der Liebe. Und doch muss dann jeder wieder sein eigenes Leben führen. Denn die Liebe bedarf auch des Abstands und der Eigenständigkeit beider Partner. So sagt auch *Khalil Gibran*, man solle sich lieben und doch nicht zu sehr beieinander sein und er schließt seine Gedanken mit den Worten: „Denn die Säulen des Tempels stehen einzeln."

Die Sucht nach Liebe

Die Sehnsucht nach einer engen Partnerschaft, in der uns nichts mehr trennen kann sieht oft nach Liebe aus, doch in Wirklichkeit handelt es sich meist um Abhängigkeit. Dies hat vor allem *Robin Norwood* in ihrem Buch *Wenn Frauen zu sehr lieben* festgestellt. Sie fragt die Leserinnen, ob ihre schmerzvolle Liebe nicht in Wirklichkeit auf Angst basiert: „*Wenn Sie jemals auf einen Mann total fixiert waren, dann haben Sie vielleicht schon vermutet, dass diese extreme Hinwendung gar nicht auf Liebe, sondern auf Angst basierte. Diejenigen, die so obsessiv lieben, stecken voller Angst: Angst davor, allein zu sein, Angst davor, nicht liebenswert oder überhaupt wertlos zu sein, Angst davor, nicht beachtet, verlassen oder zugrunde gerichtet zu werden. Wir lieben mit der verzweifelten Hoffnung, dass der Mann, auf den wir fixiert sind, uns genau diese Ängste nehmen wird. Stattdessen werden die Ängste größer – und damit auch das Ausmaß der Fixierung –, bis wir an einem Punkt angelangt sind, an dem Lieben, um geliebt zu werden, zur treibenden Kraft in unserem Leben wird. Weil unsere Liebe aber nicht zum Erfolg führt, wollen wir umso mehr Liebe geben. Wir lieben zu sehr.*“[19]

Die abhängigen Männer

Wir sind abhängig von der Liebe, weil wir nur so unsere innere Stabilität aufrechterhalten können und dürfen deshalb Machtkonflikte nicht wahrnehmen. Wir können nicht allein sein und müssen deshalb alles ausblenden, was die Beziehung gefährden kann. Früher waren vor allem Frauen beziehungssüchtig, heutzutage sind aber auch die Männer in einem gefährlichen Ausmaß von Frauen abhängig. In einer Liebesbeziehung hat immer derjenige die größere Unabhängigkeit und damit die Macht, der notfalls auf den anderen verzichten kann. Dies sind heute eindeutig die Frauen, denn nahezu 70 % aller Trennungen gehen von ihnen aus. Sie haben – gemessen zu unseren Eltern und Großeltern – eine relativ große finanzielle Unabhängigkeit gewonnen, sie sind durch zahlreiche Freundschaften auch wesentlich besser sozial abgesichert als Männer. Demgegenüber sind Männer in einem erheblichen Maße von Frauen abhängig und geraten oft in eine große Krise und sind suizidgefährdet, wenn sich ihre Frau von ihnen trennt. Zu Unrecht wird immer noch unterstellt, dass Männer ihre Hingabewünsche besser kontrollieren können und so auch besser in der Lage sind Macht auszuüben. Bereits seit Jahrzehnten ist deutlich, wie sehr Männer auf ihre unterstützenden Frauen angewiesen sind. Die Suizidrate lediger Männer ist doppelt so hoch wie die verheirateter Männer. Ledige Männer leiden doppelt so stark an seelischen Problemen wie Single-Frauen, neigen eher zu Nervenzusammenbrüchen und psychosomatischen Reaktionen.[20] Mehr als 50 % aller Frauen geht es nach einem Trennungsjahr besser als vorher. Sie können zeitweilig auch ohne Männer ganz gut leben und sind ihnen in Machtkämpfen deshalb häufig überlegen. Bei einer mehrjährigen Studie sagten mir jedenfalls 90 % der befragten Akademikerinnen, in der Partnerschaft würden eher die Frauen über die Macht verfügen. Männer hätten zwar in der Außendarstellung („Es sind die Männer, die ein Taxi bestellen, im Restaurant die Bestellungen aufgeben"), der Politik und im Beruf mehr Macht, aber in der Partnerschaft seien sie meist den Frauen unterlegen.

Die Bedeutung von Freundschaften

Wer vom Partner abhängig ist, hat keine tragfähigen Strategien, wie er notfalls allein leben kann. Er ist als Erwachsener ständig auf das Echo des Liebespartners angewiesen, weil sonst seine Lebensbatterie zu schwach ist. Ohne Partner fühlt er sich buchstäblich so, als wäre der Stecker aus der Steckdose gezogen. Auch wenn die Liebesbeziehung nicht gut ist… Hauptsache er ist nicht allein. Machtkonflikte lassen sich so natürlich nicht bewältigen. Wer sie lösen will, muss Abschied nehmen von dem

Wunsch nach dauerhafter Verschmelzung. Dazu reicht es keinesfalls aus, sich vom Partner zurückzuziehen und dann stundenlang darauf zu warten, dass dieser aktiv wird. Der holländische Philosoph *Spinoza* hat gemeint, dass man eine Leidenschaft nur durch eine bedeutendere Leidenschaft überwinden könne. Sie sollten sich deshalb eine Beschäftigung, einen Lebensinhalt suchen, der Sie so in Anspruch nimmt, dass Sie nicht nur den Partner gelegentlich vergessen, sondern manchmal sogar froh sind, wenn dieser nicht da ist. Ein solcher Lebensinhalt ist nach der Erkenntnis von *Arthur Schopenhauer* die Quelle des inneren Reichtums und der Glücksforscher *Mihaly Csikszentmihalyi* (gesprochen: Mihai Tschiksentmihai) hält ihn für die Grundlage des Glücks. Zusätzlich müssen wir dann unsere Beziehungswünsche realisieren. Man muss lernen auf andere Menschen zuzugehen, sich Freunden, einem Freizeitverein anzuschließen. Es geht darum, sich eigenständig zu erleben und die Erfahrung zu machen, dass ein befriedigendes Leben auch ohne Partner möglich ist. Die klassischen Machtehen zeichnen sich immer dadurch aus, dass ein starkes Defizit an Freundschaften besteht. Zwar verfügen zwei Drittel aller Frauen über eine beste Freundin, der sie alles mitteilen können, die sie notfalls auch noch nach 22.00 Uhr anrufen können, wenn es ihnen schlecht geht. Die auch in Krisen zu ihnen steht und sich nicht stillschweigend zurückzieht. Doch in der entscheidenden Verliebtheitsphase halten weniger als die Hälfte aller Frauen an der besten Freundin fest. Alle anderen vernachlässigen in der Verliebtheitsphase ihre Freundschaften. Sie leben nur noch für den Mann, von dem sie alles erhoffen und erwarten. Damit riskieren sie nicht nur eine ständige emotionale Berg- und Talfahrt, sondern sie überfordern damit auch die freiheitsliebenden Männer, die sich schon von ihren Müttern bedrängt fühlten. Der typische Mann fühlt sich am wohlsten, wenn die Frauen zwar ein Liebesgefühl signalisieren, aber dann auch ein Stück Unabhängigkeit ermöglichen. Frauen, die zu sehr klammern, aktivieren bei ihnen einen Freiheitswunsch und gleichzeitig ein Schuldgefühl, weil sie die Liebesgefühle der Frauen nicht adäquat erwidern können.

Freundschaften zwischen Männern und Frauen

Bei Männern ist das Defizit an Freundschaften noch sehr viel größer. Nur ein Drittel aller Männer haben eine wirkliche Freundschaft.[21] Zwar kennen die meisten Männer Bekannte, mit denen man über Börsenkurse, Autos und die neusten Computerprogramme reden kann. Doch über sich, über Gefühle, Probleme und Sorgen reden kaum Männer mit einem besten Freund bzw. einer Freundin. In 70 % der Fälle handelt es sich bei Männern dann um Freundschaften mit Frauen. Männerfreundschaften sind im Allgemeinen problematisch, weil sie von einer hohen Rivalität geprägt sind: Jeder erzählt von seinen Erfolgen, kaum von Zweifeln und Niederlagen. Deshalb fühlen sich viele Männer auch in Freundschaften eher zu Frauen hingezogen. Schon in ihrer Kindheit kannten sie durch ihre Muttererfahrung das Modell der anerkennungsspendenden und fürsorglichen Frau. Doch eine solche Freundschaft zwischen einer Frau und einem Mann ist nicht unproblematisch für die Ehe. Wenn die Ehe sehr schwierig ist, der Mann einsam und etwas hilflos, besteht immer die Gefahr, dass es nicht bei einer Freundschaft bleibt. Vor einigen Jahren war ich Experte in einer Rundfunksendung, die das Thema ‚Freundschaften zwischen Männern und Frauen“ behandelte. Es ging vor allem um die Frage, ob es platonische Freundschaften zwischen Frauen und Männern geben könne. Hunderte Hörer riefen an, das Interesse war so groß, dass wir bis in die späte Nacht sendeten. Etwa 50 % der Anrufer bekundeten, es gäbe auch echte Freundschaften zwischen Männern und Frauen, 50 % glaubten dies nicht. Offenbar gehen viele Menschen davon aus, dass es zwischen Männern und Frauen zu viele Versuchungssituationen gibt, wenn man sich gut versteht. Das trifft vor allem für hilflose Männer zu, die sich in einer Machtehe befinden. Sie senden eindeutige Signale an die Frauen aus, weil sie sich ohne weibliche Unterstützung verloren fühlen. Frauen spüren sehr genau, wenn sie auf einen solchen hilfsbedürftigen Mann treffen, der nicht ganz gebunden und einsam wirkt. Hier handelt es sich um feminine, etwas gehemmte Männer, die von ihren Partnerinnen wenig Anerkennung bekommen, bei den anderen Frauen aber sehr begehrt sind. Sie bekommen von anderen Frauen so viel Anerkennung, dass sie von ihren Partnerinnen unabhängiger werden und schließlich Veränderungen einfordern. Die jeweilige Ehefrau spürt sehr deutlich, dass ihr bisher so pflegeleichter Ehemann keineswegs allein so mutig geworden ist. Sie ahnt, dass eine Frau dahinter steckt. Doch ihr Mann wird zu Recht antworten, dass er keine Freundin hat. Zugleich ist seine Aussage nicht ganz ehrlich, denn es gibt dann immer eine Frau, die sein Selbstbewusstsein ungemein stützt. So erging es auch dem 47-jährigen Techniker, der während einer Kur eine jüngere Frau traf. Sie vermittelte ihm, es sei ein Glücksfall, dass sie ihn kennen gelernt habe. Er sei so nett, dass man ihn ‚klonen' müsste, damit alle Frauen etwas von ihm haben. Er sei so verständnisvoll, könne Frauen so gut fördern, sie habe sich in seiner Gegenwart so entwickelt, dass man es wachsen hören könnte. Nachdem ihn seine Frau jahrelang vernachlässigt und vor allem kritisiert hatte, wurde er wieder selbstbewusster und konfrontierte seine Frau mit dem Vorschlag, regelmäßig über die Beziehung zu reden. Er jedenfalls sei unzufrieden mit dem Verlauf der Partnerschaft, obgleich er an der Ehe festhalten wolle. Sie lehnte ab und bot ihm eine Freundschaft an… Er lernte ein Jahr später eine andere Frau kennen und ist heute glücklich über diese Entwicklung.

Ehepaarfreundschaften

Wenn Sie mit einer Freundin Partnerschaftsprobleme besprechen, dann wissen Sie meist schon vorher, wie sie Stellung nehmen wird. Während eine Freundin abwiegeln und zum Einlenken raten wird, könnte die andere durch ihre Kommentare die

Konflikte schüren, so dass es langfristig zur Trennung kommt. Jene Menschen, die sich ausdauernd die Probleme anhören und dabei auch die Defizite und problematischen Seiten des Freundes ansprechen, sind selten. Sie verfügen über Fähigkeiten, die man üblicherweise eher bei einem Psychotherapeuten findet.

Sehr sinnvoll sind gelegentlich auch Ehepaarfreundschaften, die manchmal Funktionen einer Paartherapie übernehmen. Kennzeichnend für diese Freundschaften ist es, dass sich die Paare immer gemeinsam treffen, man kennt sich sehr gut und ist deshalb auch in der Lage, die Ehe des befreundeten Paares richtig einzuschätzen. Insofern hat man auch in Krisenzeiten Gesprächspartner, die teilweise sehr sachkundig die Entwicklung kommentieren können. Allerdings setzt dies voraus, dass das befreundete Paar keine Angst vor Konflikten hat. Häufig haben Paare große Angst vor Machtproblemen und einer möglichen Trennung und sind deshalb für eine mögliche Klärung ungeeignet.

Freundschaften als Modell für die Liebe?

Generell stellt sich die Frage, ob nicht Freundschaften ein gutes Modell für Partnerschaften sein könnten. Es ist kein Zufall, dass bei sehr vielen Menschen Freundschaften wesentlich stabiler und auch langjähriger sind als ihre Liebesbeziehungen. Freundschaften sind tatsächlich oft ein Fels im Strudel des Lebens, sie sind verlässlich und belastungsfähig. Zwar wiesen wissenschaftliche Studien darauf hin, dass die kameradschaftliche Bindung für eine Partnerschaft als solide Grundlage nicht ausreicht. Eine Liebesbeziehung muss auch über ein starkes erotisches Verlangen verfügen, damit ein Paar zusammenbleibt. Erst dann ergibt sich eine hohe Wahrscheinlichkeit, dass sich die Beziehung als stabil erweist. Die Leidenschaft der Liebe enthält immer das Außergewöhnliche, die Überraschung, den Reiz des Neuen. Die Freundschaft schafft eher ein Gefühl der Vertrautheit, der Beständigkeit. Dennoch stimmt es, dass glückliche Ehen auch auf einer tiefen Freundschaft beruhen. Oft ist es die Freundschaft, welche die Flamme der Liebe am Leben erhält.

Nun kann man die größere Stabilität der Freundschaften natürlich auf die größere soziale Distanz zurückführen. Wo man weniger erwartet, entsteht natürlich auch weniger Reibungsfläche, weniger Streit. Doch die größere Distanz, die größere Abgeklärtheit in Freundschaften könnte auch ein Vorbild für Liebesbeziehungen sein. Dies jedenfalls meint die Berliner Psychoanalytikerin *Eva Jaeggi*. Sie plädiert für ein neues Partnerschaftsverhalten: Nicht schwärmerische Passion, nicht dramatisches Kampfgetöse, sondern verständnisvolle Freundschaft – lautet ihre Botschaft.

Welche Folgen hätte es, wenn unsere Liebesbeziehungen mehr den Charakter einer Freundschaft bekämen? Auf jeden Fall bedeutete dies weniger Abhängigkeit voneinander und wir müssten unsere Partner besser aussuchen. Mir sagte ein guter Freund: *„Bei den Freundschaften war ich immer wählerisch. Ich habe sehr genau geschaut, ob ich unterstützt werde, ob man mir zuhört – ich habe mich sehr schnell zurückgezogen oder habe es angesprochen, wenn etwas über längere Zeit nicht stimmte. Ich habe vieles wesentlich deutlicher mitbekommen, war in meinem Verhalten viel eindeutiger und radikaler. Vielleicht lag es daran, dass nicht so viel Nähe da war, dass ich nicht so abhängig war von der Zuneigung. Das habe ich nach der letzten Trennung gemerkt, als mir meine frühere Partnerin eine Freundschaft vorschlug. Ich habe dem trotz mancher Seelenschmerzen zugestimmt. Schon während der Beziehung dachte ich manchmal, ich wäre lieber mit ihr befreundet. Sie hat mich immer viel schlechter behandelt als ihre Freunde."*

Die Trennung der Lebensbereiche

Natürlich sind Machtkonflikte ungleich schwieriger zu bewältigen, wenn wir ständig mit dem Partner zusammen sind. Sind zwei Menschen nicht nur ein Liebespaar, sondern auch noch

Geschäftspartner, können Machtprozesse ungleich heftiger ausfallen. Der Philosoph *Georg Simmel* hat einmal gemeint, die Errungenschaft der Neuzeit bestünde in der Trennung der Lebensbereiche. Indem wir heute zwischen Beruf, Freizeit und Liebe trennen können, sind wir auch in der Lage, einen Bereich stärker auszubauen, wenn es in einem anderen Schwierigkeiten gibt. Doch wer gemeinsam ein Geschäft betreibt oder eine Praxis leitet, kann sich auch tagsüber kaum vom anderen zurückziehen. Das kann manchmal dazu führen, dass man durch die gemeinsame Arbeit wieder Anknüpfungspunkte für ein sinnvolles Gespräch findet. Wahrscheinlicher ist jedoch, dass man durch diese Zwangsbeziehung den anderen nach einigen Monaten nicht mehr riechen kann – wie es ein Kollege einmal treffend formulierte.

Das Gummibandprinzip

Die größere Unabhängigkeit eines Partners hat immer eine Veränderung der Liebesbeziehung zur Folge. Das Gesamtsystem der Liebe ändert sich. Dies wird vor allem bei dem Nähe-Distanz-Verhalten deutlich. Wird der bisher näheabhängige Partner unabhängiger, wird nun fast zwangsläufig der andere stärker um ihn werben. Als wäre das Paar mit einem unsichtbaren Gummiband miteinander verbunden, führt der Rückzug des einen fast immer zum verstärkten Werben des anderen, sofern überhaupt noch etwas Liebesglut vorhanden ist.

Die eigentliche Gefahr langer Machtkämpfe besteht immer darin, dass der schwächere Partner als unattraktiv empfunden wird. Gelegentlich empfindet man für den Partner etwas Mitleid, meist aber Überlegenheit, teilweise auch Verachtung. Der stärkere Partner fühlt sich von ihm bedrängt, hat Distanzgefühle und wünscht sich manchmal allein zu sein. Dies spürt natürlich der nähebedürftige Partner, er wirbt umso mehr und verspielt sein Liebeskapital. Wirbt der schwächere Partner dann zu sehr, empfindet dies der stärkere Partner als kriecherisch, als schwach und er beginnt sich noch mehr zurückzuziehen.

Ich habe häufig den Eindruck, dass es in der Liebe immer einen Partner mit einem Jagdinstinkt, einen anderen mit einem Fluchtinstinkt gibt. Erst wenn der eine sich zurückzieht, zeigt der andere Verlangen und wirbt. Dieses Gummibandprinzip funktioniert in den meisten Ehen so gut, dass eine Freundin mir sagte: *„Es ist zum Heulen. Da werbe ich um ihn, bin aktiv, koche für ihn und …? Nichts, er zieht sich zurück. Und dann fahre ich auf einen Kongress und melde mich kaum und er ist verliebt. Man muss die Männer einfach nur schlecht behandeln, dann lieben sie uns.“* Doch dieses Prinzip funktioniert nur, solange die Liebe noch nicht erloschen ist. Dann gilt die alte Erkenntnis, dass die Liebe von der Ungewissheit lebt. Zwar schwören wir dem Partner am Anfang der Beziehung ihn ewig zu lieben und legen damit den Grundstein der Liebe. Doch wer dem Partner dann jahrelang die ewige Liebe schwört zerstört damit ihre Grundlage. Eigentlich müsste man dem Partner vermitteln: *„Ich könnte auch allein leben. Ich habe viele Freunde und genieße das Leben. Aber mit Dir ist es schöner.“*

Lieber ein gelegentlicher Machtkampf

Wer die Spannung der Liebe bewahren will, muss die Machtprobleme beherzt angehen. Vor allem Frauen zögern am Beginn einer Partnerschaft oft zu lange, problematische Eigenschaften am geliebten Mann wahrzuhaben. Oft beruhigen sie sich damit, dass sich dies schon ändern wird. Sie müssten ihn erst kennen lernen, es müsse Vertrauen entstehen, dann würde er selbstverständlich gern bereit sein, sich zu ändern. Schließlich würde er sie ja lieben. Doch es ist eine Illusion zu glauben, dass ein Mensch Charaktereigenschaften ändert, wenn der notwendige Druck dazu fehlt. Und so kommt es in den meisten Partnerschaften zu einem nervigen Dauerstreit. Die Ehefrau bemängelt fast jeden Tag, dass er die Socken im Schlafzimmer verstreut rumliegen ließe. Und er kritisiert, dass sie immer launenhafter geworden sei. Solche Dauerstreitigkeiten sind oft die Folge einer falschen Machttaktik. Man glaubt dem großen Streit zu entgehen, indem man den Unmut über das Verhalten des anderen verdrängt, doch im Alltagsgeschehen wird man sich jeden Tag kritisch äußern. Dies zerstört langfristig die Liebesbasis. Insofern ist eine gelegentliche Eheschlacht dem täglichen Scharmützel vorzuziehen. Lieber ein gelegentlicher Machtkampf, den man geschickt planen kann. Dann sind lange Phasen der Versöhnung möglich. Doch der eheliche Kleinkrieg zerstört letztlich die Liebe.

... je schwächer der Mensch,
desto mehr hängt er an Illusionen
Ehrenberg

Ich bin von Dir so enttäuscht

Wenn eine Liebesbeziehung scheitert, handelt es sich immer um eine Tragödie. Man mag es für normal halten, wenn die feurige Liebe nach einigen Jahren erkaltet, doch es ist immer ein persönliches Unglück. Oft stellt man sich die Frage, was wirklich mit der Liebe passiert ist. Schließlich hat man sich am Anfang so stark geliebt, dass man in der festen Überzeugung war: *„nichts auf der Welt kann uns trennen"*. In vielen Beziehungen kann man einen Prozess der Erstarrung beobachten. Sie sind langweilig geworden, man hat sich nichts mehr zu sagen. Nun ist die Langeweile einer der großen Beziehungskiller. Doch woran liegt es, dass die gleichen Menschen in einer neuen Beziehung wieder lebendig, wieder erregt und leidenschaftlich sind? Ist es tatsächlich so, dass die Leidenschaft nur einige Jahre besteht, dass die Liebe immer nach einiger Zeit abflacht? Ist das wirklich ein biologischer Prozess – wie es der Sexualtherapeut *Wilhelm Reich* erklärt. Er ist der Überzeugung, dass die Verliebtheit nach zwei Jahren verklingt, weil diese Zeitspanne ausreicht, um den Nachwuchs aufzuziehen. Diese naturwissenschaftliche Erklärung überzeugt mich nicht. Ich bin vielmehr der Ansicht, dass die Beziehung durch eine Vielzahl von Kränkungen, Missverständnissen und Enttäuschungen im Laufe der Zeit abgetötet wird. Die meisten Liebesverhältnisse sind so stark und am Anfang so leidenschaftlich, dass es vieler kleiner seelischer Morde bedarf, bis wir uns zurückziehen, das Vertrauen in den Partner verlieren und schließlich resignieren. Es stimmt eben nicht, wenn *Erich Kästner* schreibt:

Als sie einander acht Jahre kannten
(und man darf sagen, sie kannten sich gut),
kam ihre Liebe plötzlich abhanden.
Wie andern Leuten ein Stock oder Hut

Die Liebe kommt nicht plötzlich abhanden, sondern sie stirbt nach einem langen und elenden Kampf.

Wenn wir den Partner schönreden

Der Tod der Liebe beginnt mit der Desillusionierung. Wir sind so enttäuscht, dass wir nicht mehr bereit sind mit dem Partner an der Veränderung der Beziehung zu arbeiten. Das führt zu einer dramatischen emotionalen Klimaveränderung. Der Partner erscheint uns nicht mehr als liebenswert, wir investieren nichts mehr in die Beziehung und aus den kleinen Machtkonflikten wird der ständige große Machtkampf. Dieser Machtkampf ist deshalb so destruktiv, weil wir uns dafür rächen, dass unsere Liebeswünsche so wenig in Erfüllung gegangen sind. Unser Grundgefühl besteht in der Aussage: Du bist eine Enttäuschung.
Dabei spielt eine entscheidende Rolle, dass wir den Partner am Anfang schön geredet haben, dass wir ihn nicht wirklich kannten und deshalb mit Kränkungen und Enttäuschungen nicht gut umgehen können. Daher sind wir auch so stark enttäuscht, wenn es zu ersten großen Konflikten kommt. Wir können mit ihnen nicht gut umgehen, weil wir mit ihnen nicht gerechnet haben. Es geht uns ähnlich wie einem Sommerurlauber, der vom kalten Wetter überrascht wird und ständig flucht, weil er unterkühlt ist. Dann bekommt er eine Krankheit und wird die Urlaubsregion in Zukunft meiden, ohne sich seines eigenen Fehlers bewusst zu sein. So ist es auch in der Liebe. Wir sind am Anfang der Liebe oft so erwartungsfroh und liebessüchtig, dass wir den

Partner nicht realistisch sehen wollen. Der Absturz ist dann vorprogrammiert und die Machtkonflikte ergeben sich aus dem Bemühen, die eigenen Erwartungen durchzusetzen.

Im Freundeskreis erlebt jeder von uns junge Liebespaare, denen wir teilweise gerührt, mitunter auch neidisch in ihrem Liebestreiben zusehen und den Eindruck haben, dass dies nicht gut gehen kann. Zu unterschiedlich sind oft die Erwartungen, zu groß die Hoffnungen, die man in den anderen steckt. Vielleicht erinnern Sie sich noch an die Ehe zwischen *Marilyn Monroe* und dem Schriftsteller *Arthur Miller*. Der wortgewaltige intellektuelle Dramatiker heiratete die Inkarnation des Sexes. Er war von ihrem schlagfertigen Humor fasziniert, sie suchte in ihm den Mann, der sie beschützen sollte. In einer Rodin-Ausstellung sah sie einmal eine Skulptur, die sie faszinierte: In eine große Marmorhand schmiegte sich ein kleines Paar, beschützt und geborgen. So stellte sie sich die Ehe vor. Die Beziehung scheiterte.[22]

Der Liebestraum und die Ernüchterung

Die Idealisierung des Partners können wir besonders deutlich in der Ehe von *Bettina von Arnim* nachvollziehen, die ihrem Mann einmal schrieb, sie würde ihn in Gedanken mit vergoldeten Adler-Schwingen unter der Sonne schweben sehen und würde sich dann auf seinen Flügeln in die Höhe tragen lassen. Zwar spürt sie bei Arnim durchaus auch Stummheit und Kälte, aber sie antwortet darauf mit mütterlicher Fürsorge und schreibt: *„Ich band Dich fest wie in ein Wickelband und trug Dich am Herzen wie eine Mutter...“* Arnim ist skeptisch bei so viel Erwartungen und Fürsorge und warnt: *„...sieh nicht zu viel Herrliches in mir, ich weiß am besten, wie viel ich gewollt und wie wenig ich getan habe.“* Die beiden verloben sich und heiraten schließlich im März 1811 – sie bekommt von ihm einige hölzerne Liebesgedichte und wird später berichten, sie habe zwölf Jahre ihres Ehestandes leiblich und geistig auf der Marterbank zugebracht.

Bettina von Arnim lebte mit ihren sechs Kindern allein in Berlin, litt unter Geldknappheit und schlechter Gesundheit, während sich ihr Mann um die Güter kümmerte. Dennoch blieb die Ehe bestehen.[23] Doch die meisten Liebesbeziehungen scheitern an solchen Belastungen und Desillusionierungen. Es kommt dann zu einer Entwertung des Partners, man ist dermaßen enttäuscht von ihm, dass man nun jedes Augenmass, jeden Respekt vermissen lässt. So war es auch in der Liebesbeziehung zwischen *Onassis* und *Jacqueline Kennedy*. Nach heftigen Konflikten nannte sie der griechische Reeder *„kaltherzig und flach, während er zwei Jahre zuvor noch der Ansicht gewesen war, sie gliche einem Diamanten, kalt und scharf an den geschliffenen Rändern, feurig und heiß unterhalb der Oberfläche.“* Ähnlich urteilte später *Richard Burton* über *Elizabeth Taylor*, der ihren Körper zunächst als Wunder der Baukunst bezeichnet hatte und nun stichelte: *„Sie ist zu fett und hat zu kurze Beine.“* Sowohl Richard Burton als auch Elizabeth Taylor neigten zu einer starken Überschätzung des Partners und waren beide nicht in der Lage halbwegs ruhig zusammenzuleben. Trotz aller Machtkriege konnten sie sich nicht voneinander lösen. Als sie sich schließlich 1973 nach unzähligen Beziehungsdramen doch trennten, schrieb sie ihm: *„Eines Tages wirst Du verstehen, dass Du nicht ohne mich leben kannst und wirst mich heiraten.“* Sie heirateten erneut, doch auch diese Beziehung scheiterte. Man berichtet, Liz Taylor habe nie aufgehört von Richard Burton zu sprechen.

Die Überschätzung der Liebe

Es stellt sich heutzutage die grundsätzliche Frage, ob wir in Liebesdingen nicht zu viel erwarten. Im Gegensatz zu früheren Jahrhunderten dient die Ehe nicht mehr der Lebenssicherung. Frauen suchen nicht mehr den Ernährer und Familienvater, sondern auch und vor allem den guten Liebhaber. In der Liebe spielen neuerdings Faktoren wie Leidenschaft und Romantik eine große Rolle, die Ehe soll der Befriedigung emotionaler Bedürfnisse dienen. Viele Ehen werden diesen Glückserwartungen nicht gerecht. Zunehmend stellt sich Verdruss ein. Der Kieler Bevölkerungswissenschaftler *Hans W. Jürgen* stellt fest, dass nach drei bis fünf Jahren Zweisamkeit bereits 50 % Frauen ihrer Männer überdrüssig sind. Diese Entwicklung wurde bereits in den 80er Jahren von *Annelise Heigl-Evers* und *Franz Heigl* kritisch kommentiert.[24] Zwar waren auch sie der Meinung, dass jeder Mensch in der Ehe nach Glück strebt. Und dieses Glück finde man in der Bindung zu nahestehenden Menschen. Es seien eben die kleinen Täler, worin alles Glück der Menschen liegt, in Tälern – so klein – dass man sich von einem Rand zum anderen zurufen kann (*Jean Giono*). Dort wird das Glück gesucht und trotz großer Bemühung so oft nicht gefunden. Ein entscheidender Grund dafür liegt wohl darin, dass unsere Liebesgefühle zu oft einem Wunschdenken entsprechen, dass wir von der Liebe zu viel erwarten und dann zwangsläufig enttäuscht werden. Nun sind Desillusionierungen nicht unbedingt negativ. Die Auflösung von Illusionen ist an sich durchaus positiv, weil man nun realistisch sieht, klarer erkennen kann. Auf dieser Basis könnte dann eine Veränderung erfolgen. Doch meist sind wir dermaßen enttäuscht, dass wir zur notwendigen Beziehungsarbeit nicht bereit sind. Auf der einen Seite müssen wir erkennen, dass der Partner erheblich schwieriger ist, als wir dachten und dass wir zugleich wesentlich mehr Liebesarbeit investieren müssen, um die Partnerschaft halbwegs befriedigend gestalten zu können. Ein Betriebswirt würde sagen: Die Beziehungsrendite ist zu gering. Deshalb steigen wir aus der Beziehung aus und es geht uns so wie dem mythischen Helden *Ikarus*, der mit seinem aus Wachs gefertigten Federkleid in den Strahlenbereich der Sonne kam – weil er den Göttern näher kommen wollte – und schließlich abstürzte, da das Wachs schmolz. Der seiner Flügel beraubte Ikarus stürzte ins Meer und ertrank. So stürzen auch wir seelisch ab, wenn wir den anderen zunächst verherrlichen und dann in den Strudel der Enttäuschung geraten.

Du bist der Sinn des Daseins

Sicher gehört eine gewisse Idealisierung zur Liebesbeziehung dazu. Sie sind die Stützräder der Verliebtheit. Wenn wir diese Räder nicht mehr brauchen, können wir den anderen realistisch sehen. Und in einer guten Partnerschaft haben wir genügend positive Erlebnisse, so dass wir auch Schwächen und Enttäuschungen ertragen können. Wir haben grundsätzlich ein positives Bild des Partners und interpretieren deshalb auch schwierige Ereignisse zu seinen Gunsten. Nach einem hitzigen Gespräch sagen wir: *„Er wird es so nicht gemeint haben"* und wenn er zu spät, kommt beruhigen wir uns: *„Es wird etwas dazwischen gekommen sein."* Bei konfliktreichen Partnerschaften ist dies anders. Wir bewerten die Ereignisse ausschnittartig so, dass wir dann sofort die gesamte Beziehung in Frage stellen. Dies ist auch beim Vorgang der Desillusionierung so, den viele Menschen als einen Prozess der absoluten Ernüchterung beschreiben. Um diese Desillusionierung abzumildern sollten wir lernen, am Beginn der Partnerschaft genauer zu prüfen, wie der oder die Erwählte wirklich beschaffen ist. Doch das ist nicht einfach, wie mir eine Patientin anschaulich bestätigte. Sie wird gerade von einem netten Mann umworben, erlebt, dass sie immer mehr an ihn denkt: *„Ich will das nicht. Mich stört das. Ich schaue immer skeptisch, wie er ist. Ich suche geradezu Fehler, habe eher einen skeptischen Blick. Und doch merke ich, dass ich immer mehr in diese Gefühle hineinrutsche."* Zu stark ist bei der Patientin der Wunsch nach einer Liebesbeziehung. Wir können den potentiellen Partner nur dann ruhig betrachten, wenn wir von einer Liebesbeziehung nicht zu viel erwarten. Das setzt voraus, dass wir genügend Lebensenergie in andere Lebensbereiche investieren und uns nicht zu sehr Wunschträumen hingeben. Sonst wird es uns ergehen wie der Ehefrau von Robert, deren Eheschicksal Anfang des Jahrhunderts *André Gide*[25] so anschaulich geschildert hat. Sie erkennt erst nach zwanzig Jahren, dass ihr Mann ein Versager und Blender ist. Tatsächlich ist

Robert ein nüchterner Mensch, dem tiefe Gefühle fremd sind. Doch sie interpretiert dies zunächst als positive Zurückhaltung und bewundert seinen Schmerz, nachdem er mit großer Routine die Hinterlassenschaft seiner verstorbenen Mutter geregelt hat. Da sie selbst unter starken Minderwertigkeitsgefühlen leidet, idealisiert sie ihn, lebt nur durch ihn. Sie nimmt sich vor, dass es *„von nun an der Zweck meines ganzen Daseins sein muss, ihm die Erfüllung seiner ruhmreichen Bestimmung zu ermöglichen."* Sie legt keinen Wert mehr auf Einladungen, Bälle und gesellschaftliche Ereignisse und zieht sich von allen Freundinnen zurück. Oft hat sie Angst, etwas falsch zu machen, da Robert sie häufig korrigiert. Während ihr Vater mahnt, dass Robert nur ein oberflächlicher Fassadentypus sei, bemüht sie sich unaufhörlich um seine Anerkennung. Doch zwanzig Jahre später ist sie ernüchtert und weiß, dass sie Robert verlassen muss. Sie fragt sich nun: *„Woher kommt es, dass Roberts Fehler mir bis zu diesem Grade unerträglich geworden sind? Etwa daher, weil das, was mich heute so aufbringt, eben dasselbe ist, was mich einstmals so bestrickt hat? Was mich entzückte? Was mir besonders anerkennenswert erschien? Ach, ich bin wohl gezwungen, zuzugeben, nicht er hat sich geändert, sondern ich. Der Maßstab, den ich anlege. So dass selbst meine schönsten Erinnerungen zerstört werden."* Um diesen Wechsel zu begreifen, liest sie wieder das Tagebuch durch, das sie zwanzig Jahre hindurch geführt hat und stellt fest: *„Wie schwer wird es mir, mich in dem arglosen, vertrauensseligen und etwas törichten Menschenkind wiederzuerkennen, das ich gewesen bin! Roberts Phrasen, die ich anführte, die mich mit Freude und Stolz erfüllten, ich höre sie noch, aber ich lege sie anders aus"*[26]

Mit Recht beklagt sich der Ehemann darüber, dass seine Frau Erwartungen an ihn gestellt hatte, die er nicht erfüllen konnte. Er fragt eindringlich: *„Ist es denn meine Schuld, wenn Eveline anfänglich mehr Begabung in mir gesehen hat, als ich hatte... Ich möchte hierbei nachdrücklichst verweilen, weil ich glaube, dass dies der Grund zu grausamen Enttäuschungen sowohl in der*

Freundschaft wie in der Liebe ist: den andern nicht von vornherein so zu sehen, wie er ist, sondern sich anfangs eine Art Abgott aus ihm zu machen, und man ihm späterhin verübelt, dass er das nicht ist, wie er ist, als ob der andere etwas dafür könnte."[27]

Das Problem dieser Ehe besteht offenbar darin, dass Robert eine Frau suchte, die ihn bewunderte und Evelyn einen Mann, bei dem sie sich anlehnen konnte. Es kam zu einer starken Idealisierung. Wir würden heute von einer narzisstischen Kollusion sprechen.[28] Sie bewundert an ihm Eigenschaften, von denen sie später abgestoßen wird, weil ihr liebendes, idealisierendes Auge zunächst alles positiv sehen will. Nur noch ihm will sie gehören, sie gibt jedes Eigenleben auf. Sie unterzieht sich ihm, passt sich ihm an, hat Angst vor seiner Kritik. Diesen Anpassungsprozess hat Evelyne allerdings nicht allein zu verantworten. Sie wünscht zwar in ihm aufzugehen, aber er genießt auch seine führende Rolle.

Zwanzig Jahre später ist Evelyne ernüchtert und sieht nun in Robert einen Versager. Sie hat den Eindruck, dass er ein anderer ist als der, den sie anfänglich geliebt hat. Vielleicht wäre mehr aus ihm geworden, wenn sie ihn mehr unterstützt hätte. Jedenfalls klagt Robert über ihre scharfe Kritik, die er als unangemessen empfindet: „*In der ersten Zeit machte ihre Liebe zu mir sie blind für meine Fehler, meine Mängel; aber musste sie es mir später nachtragen, dass ich weniger gescheit, weniger gut, weniger tugendreich, weniger wertvoll war, als sie mich zuerst gesehen? ... Was hätte ich nicht aus meinem Leben gemacht, wäre ich ein wenig besser von meiner ersten Frau verstanden, unterstützt, ermutigt worden!*"

Die Tochter des Ehepaars zieht aus dem Liebesdrama den Schluss, man müsse ein erwachsenes Leben führen, um wirklich lieben zu können. Sie begreift, dass die Enttäuschung ihrer Mutter die zwangsläufige Folge einer zu starken Ausrichtung auf den Mann, auf die Liebe war.

Die verunsicherten Männer

Auch heutzutage sind viele Frauen desillusioniert, weil sich die anfänglich stark wirkenden Männer im Laufe der Jahre als recht schwach erweisen. Die Verunsicherungen im Arbeitsleben und die Emanzipation der Frauen haben die Männer in den letzten Jahrzehnten grundlegend verunsichert. Fast 40 % aller Männer sind heutzutage Frauen gegenüber eher unsicher und wissen nicht, wie sie sich verhalten sollen. Diese verunsicherten Männer findet man vor allem in der Mittelschicht. Häufig sind es jene Männer, die sich aus der eigenen gesellschaftlichen Schicht gelöst haben, deren ganzes Leben immer in Bewegung war. Sie reagieren oft ängstlich und suchen sich starke Frauen, die ihnen Schutz und Bestätigung vermitteln. Doch gleichzeitig wollen sie ihre gewohnte Überlegenheitsrolle weiter wahrnehmen. Insofern sollen die Frauen belastungsfähig und stark, zugleich aber in der Partnerschaft anpassungsfähig und zurückhaltend sein. Doch diese Hoffnung der Männer geht bei starken Frauen selten in Erfüllung. Insofern war es wohl nicht nur witzig gemeint, als mir kürzlich ein Ehemann auf die Frage antwortete, wer denn die Macht in der Beziehung habe:

- In den ersten zehn Jahren kämpfte ich um die Überlegenheit
- in den nächsten zehn Jahren kämpfte ich um die Gleichberechtigung
- in den letzten zehn Jahren kämpfte ich um das nackte Überleben.

Die Erwartungen der Frauen

Frauen wünschen sich beziehungsfähige Männer, wollen aber meistens keine Softies, sondern haben den Wunsch, dass sich ihr Partner wie ein richtiger Mann verhalten soll. Deshalb ernten Hausmänner, die vermeintlich den Wünschen der Frauen so sehr entgegenkommen, so wenig Liebe und Anerkennung. Im

Allgemeinen testen Frauen potentielle Bewerber, ob sie sich wehren können und wirkliche Männer sind. Sie erwähnen, dass sie gelegentlich mit den Türen schlagen können, verhalten sich bewusst eigensinnig, um das Konfliktverhalten des Mannes einzuschätzen. Das behauptet auch die Autorin *J. Bittermann*, die im Laufe einer Untersuchung feststellte, dass die heutzutage so selbstbewussten Frauen ständig Grenzen suchen und prüfen, wie weit sie beim Mann gehen können. Sie verschickte vor allem an die Teilnehmerinnen von Frauengruppen über 2000 Fragebögen. Aus den Antworten ergab sich, dass die überwiegende Mehrheit der Frauen zu ihren Partnern aufschauen wollen und sich einen erfolgreichen Mann an ihrer Seite wünschen. Dass auch die jungen deutschen Frauen lieber starke Männer als Softies wählen, zeigt eine Untersuchung des Emnid-Instituts. 70 % der Frauen im Alter von 14 – 29 Jahren fanden, dass ein Mann in der Lage sein müsse, eine Frau zu ernähren. Nur 28 % hätten lieber einen Mann, der kochen kann. 53 % der jungen Frauen erwarten, dass Männer erfolgreich sind und Siegeswillen haben. 21 % sagen sehr deutlich: „Wenn Männer zu sensibel sind, sind sie keine guten Partner, sondern kommen für mich eher als Freund in Frage." Allerdings kommen die knallharten Männer auch nicht sehr gut weg. 66 % der Frauen sind der Ansicht, dass Männer die Karriere zugunsten der Familie hinten anstellen sollten, 79 % meinen, dass Männer auch in der Öffentlichkeit Gefühle zeigen sollten.

Zu viel erwarten, zu wenig bekommen

Männer sind heutzutage damit konfrontiert, dass Frauen sehr unterschiedliche Erwartungen an sie stellen. Sie sollen zärtlich, einfühlsam, aber auch stark und männlich sein. Doch auch Männer haben kaum zu erfüllende Liebesträume. *Mark Twain* schrieb einmal: *„Jeder Mann braucht fünf Ehefrauen: einen Filmstar, ein Dienstmädchen, eine Köchin, eine Zuhörerin und eine Krankenschwester."* Solche Wunschträume führen leicht dazu, dass wir uns den Partner schönreden, ihn nicht realistisch sehen können. Die tragische Folge ist, dass wir dann durch ein mangelndes Verständnis seiner Person wesentlich weniger in der Liebesbeziehung bekommen als es bei einem halbwegs verständnisvollen Verhalten der Fall wäre. Nicht von ungefähr haben die Begriffe ‚verständnisvoll' und ‚Verstand' denselben Wortstamm, sind also miteinander verwandt. Und Verstand braucht man, um Partner realistisch einschätzen zu können und zu begreifen, wie man ihn für eine kooperative Beziehung gewinnen kann. Wer zu stark die eigenen Wünsche und Bedürfnisse sieht und den Partner idealisiert, wird zu einem realistischen Beziehungsverhalten kaum in der Lage sein. Wie verhängnisvoll dies sein kann, wurde mir kürzlich in einer Therapiestunde deutlich. Eine 45-jährige Lehrerin aus Frankreich berichtete mir, ihr Mann sei sehr distanziert, er würde jeden Tag eine Radtour unternehmen und nicht erzählen, wo er gewesen sei. Er war unter schwierigen Verhältnissen aufgewachsen, brauchte viel Zeit für sich und verschaffte sich stets das Gefühl von Unabhängigkeit und Freiheit. Schließlich gab es einen großen Streit, als ihr Mann in einer Arztpraxis einen Kreislaufzusammenbruch erlitt und allein nach Hause lief, ohne seine Frau zu benachrichtigen. Sie beschimpfte ihn, dass er ihre Hilfe nicht annehmen könne – was natürlich stimmte. Doch weil sie sich zu kurz gekommen fühlte, seelisch immer ‚unterzuckert' war, konnte sie die Tragik nicht empfinden, die im Verhalten des Mannes lag. Sie konnte nicht darüber nachdenken, wie sie einen Zugang zu diesem ängstlichen Mann finden konnte, der offenbar wenig Vertrauen in seine Mitmenschen empfand. Mit ihrem Verhalten verstärkte sie sein Empfinden, dass letztlich alle nur an sich denken, dass es bei alldem doch nicht um ihn gehen würde. Und so bekam die Patientin (die schon in der Kindheit immer um Anerkennung und Zuwendung kämpfen musste) weniger, als dieser Ehemann hätte geben können. Das Prinzip alles oder nichts führte hier dazu, dass sie immer weniger bekam und die häufigen Vorwürfe von ihr und sein Rückzug zerstörten schließlich die Ehe.

Der Partner als Geburtshelfer

Wir müssen erkennen, dass nie alle Blütenträume reifen, dass Enttäuschungen unvermeidlich sind. Doch es wäre völlig falsch, deshalb auf alle Hoffnungen zu verzichten. Langjährige Untersuchungen haben gezeigt, dass die Liebesbeziehungen, in denen beide Partner viel erwarten, am besten sind. Wer frühzeitig resigniert läuft Gefahr, auch jene Verbesserungen nicht anzustreben, die in der Partnerschaft durchaus möglich wären. Hier handelt es sich dann um die sich selbstrechtfertigende Erwartung. Besonders wichtig scheint es zu sein, dass der Partner unsere Entwicklung unterstützt. Eine amerikanische Studie zeigt, dass die befragten Personen umso mehr Liebe für den Partner empfanden, desto mehr sie sich in ihrer Entwicklung gefördert fühlten. Ein Forscherteam um *Stephen M. Drigotas* kam zu dem Ergebnis, dass die Liebesgefühle eines Menschen umso größer sind, je mehr der Partner Geburtshelfer hinsichtlich des Selbstbewusstseins, der Liebesfähigkeit und der sozialen Kompetenz war. In einer gut funktionierenden Liebesbeziehung scheint also der Partner Geburtshelfer für persönliche Entwicklungen zu sein. Deshalb kommt *Verena Kast* zu der Überzeugung, der zündende Funke der Liebe könne nur überspringen und auch erhalten werden, wenn zwei Partner von der Hoffnung erfüllt werden, in neue Lebensräume vorzustoßen. Die Liebe setze voraus, dass wir in einen geliebten Menschen die besten Möglichkeiten hineinsehen.[29] Wir können dies auch als das Michelangelo-Phänomen bezeichnen. So wie der Künstler *Michelangelo* daran glaubte, dass in jedem Steinblock eine versteckte, ideale Figur verborgen sei, die man mit Hammer und Meißel hervorholen müsse. Ähnlich scheint es auch bei uns Menschen zu sein. Wir brauchen einen sensiblen, lebendigen Partner, der uns dabei hilft, das ideale Selbst zu entwickeln, freizulegen. Deshalb sind wir so enttäuscht, so verbittert, so kämpferisch, wenn sich der vermeintliche Lebensretter und Unterstützer als schwach, unsensibel und für diese Aufgabe als völlig ungeeignet herausstellt. Doch wenn wir das Ziel einer lebendigen, erwachsenen Liebe verfolgen, müssen wir uns auch einen Partner suchen, mit dem dies möglich ist. Dazu gehört Mut. Oft ist man erst nach mehreren gescheiterten Beziehungen und einiger Lebenserfahrung in der Lage, sich den richtigen Partner zu suchen. So ging es jedenfalls einer 43-jährigen Programmiererin, die mir in einem Interview sagte: *„Ich hatte immer Männer, die mich bewunderten. Das ging eine Weile gut, aber ich fühlte mich in meinen Unternehmungen, meinen Projekten, Zielen im Stich gelassen. Erst jetzt hatte ich den Mut, einen Mann zu suchen, der mich unterstützt. Er selbst ist in einem Prozess der Entwicklung. Ich finde es regelrecht kribbelnd, dass er immer wichtige Ziele hat, die er verfolgt. Er lässt mich daran teilhaben, wir reden oft über Ideen, Bücher, übers Schreiben. Ich finde das enorm spannend, belebend – auch erotisch."*

Du bist mein Geschöpf

Der römische Dichter *Ovid* hat die Geschichte des Bildhauers *Pygmalion* überliefert, der sich in eine von ihm selbst gefertigte Elfenbeinfigur verliebte, die schließlich lebendig wurde und ihn auch liebte. Das entspricht dem Wunschtraum mancher Männer, die sich eine jüngere Partnerin suchen und diese in ihrer Entwicklung fördern. Vor allem sehr unsichere Männer, die ständig nach Bestätigung streben, suchen sich oft wesentlich jüngere Frauen, die sie dann unterstützen. Man könnte meinen, dass sie hier in einem positiven Sinne Macht ausüben. Doch schon immer haben emanzipierte Frauen und Männer erkannt wie fragwürdig oft eine solche Beziehung ist. Das galt schon für *Schiller*, der mit seinem Vers

Ehret die Frauen! Sie flechten und weben,
Himmlische Rosen ins irdische Leben

sein Bild von der harmoniespendenden Frau verewigt hat. Er hatte die eher schüchterne Lotte von Lengefeld geheiratet und sich damit gegen ihre interessante und feurige Schwester Caroline entschieden. Lotte war sich unsicher, ob sie nicht auf Schiller verzichten müsse, doch in einem freimütigen Brief beseitigte Schiller nun ihre Zweifel und schrieb: *„Was Caroline vor Dir voraus hat, musst Du von mir empfangen! Deine Seele muss sich in meiner Liebe entfalten, und mein Geschöpf musst Du sein, Deine Blüte muss in den Frühling meiner Liebe fallen."*

Gewissermaßen wird hier der Mann zum Schöpfer, Lehrer und Förderer der Frau. Oft stecken hinter solchen Partnerschaftsmodellen erhebliche Minderwertigkeitsgefühle und ich erlebe in der Therapie meist, dass sich das geförderte Geschöpf irgendwann emanzipiert. Insofern geht das Wunschbild mancher Männer nach einer Liebe, die seinerseits von einer machtvollen Überlegenheit geprägt ist, kaum auf.

In einer etwas anderen Form taucht das Thema Macht und Liebe im Märchen auf. Es ist ein altes Märchenthema, dass ein Mann den Drachen tötet und schwierige Rätsel löst und dafür das halbe Königreich und die Prinzessin bekommt. Der Mann muss ein Held sein und wird dann von Frauen bewundert und geliebt. So jedenfalls hat es auch *Mario Adorf* erlebt, der in seinen ‚unordentlichen Erinnerungen' über seine Gefühle zu Gretchen berichtet: *„Sie war siebzehn als ich sie kennen lernte, und wurde meine erste Liebe. Ich hätte alles für sie getan. Ich dachte mir aus, wie ich sie aus den Flammen eines brennenden Hauses retten würde."* Doch natürlich heiratete sie einen anderen, was ihn maßlos enttäuschte. Schließlich werden wir zu Helden und retten Frauen unter dem Einsatz unseres Lebens damit diese sagen: *„Du hast mein Leben gerettet, mache mit mir, was Du willst, ich bin Dein."*

Liebe ist Kriegsdienst,
drum haltet euch fern,
ihr schläfrigen Leute!
Ovid (Die Liebeskunst)

Der Machtkrieg

Jede Liebesbeziehung ist vor allem eine Prüfung der Kooperationsfähigkeit eines Menschen. Deshalb gab es früher eine verlässliche Methode, um zu prüfen, ob zwei Menschen wirklich auf die Ehe vorbereitet sind. In manchen ländlichen Bezirken war es Brauch, dem Paar eine Säge mit zwei Griffen zu geben, sie mussten dann zusammen einen Baumstamm durchsägen, während alle Verwandten zusahen. Das Durchsägen eines Baumstammes war eine Arbeit, bei der sich jeder auf den anderen abstimmen musste. Diese Methode war deshalb ein guter Eignungstest für die Ehe.

Ob die Liebesbeziehung gelingt, hängt letztlich davon ab, wie teamfähig wir sind. Das erweist sich erst in den Bewährungsproben der Liebe. Solange in den ersten Jahren die Belastungsproben klein sind, mag man noch harmonieren. Doch es gibt im Laufe der Zeit vier Belastungssituationen, an denen eine Ehe zerbrechen kann:

1. Die Abgrenzung von den Eltern: der Loyalitätskonflikt
2. Der alltägliche Haushalt
3. Erziehung der Kinder
4. Die Aufgabe, eine Ehe lebendig zu halten

Die Abgrenzung von den Eltern

Der Paartherapeut *Jörg Willi* meint, eine Partnerschaft könne nur gelingen, wenn sich sowohl der Mann als auch die Frau von den Eltern abgelöst haben. Jeder müsse für den anderen wichtiger sein als die Eltern. Ob dies – vor allem bei jungen Eheleuten – wirklich der Fall ist, zeigt sich bei den ersten Konflikten. Ansprechpartner muss immer der Liebespartner sein, mit ihm muss die Sache durchgestanden werden. Es ist fatal, wenn der Liebespartner den Eindruck hat dass sie/er sofort ihre/seine Mutter bzw. den Vater anruft. Es ist ja nicht selten, dass Väter auf ihre Schwiegersöhne eifersüchtig sind und den Eindruck haben, ihre Tochter habe etwas Besseres verdient. Jedenfalls wird dann von außen in die Ehe „hineinregiert", die Machtachse verschiebt sich in Richtung Eltern. Dies ist besonders dann der Fall, wenn Kinder zur Welt kommen. Für viele Schwiegermütter ergibt sich nun die Gelegenheit, ihre Erziehungsmethoden zu propagieren, die schon bei den eigenen Kindern nur teilweise erfolgreich waren. Auch hier müssen sich deshalb vor allem die jungen Mütter gegen Machtübergriffe abgrenzen.[30]

Besonders fatal können natürlich die Machtprozesse zwischen Eltern und dem jungen Paar sein, wenn man in einem Haus zusammen lebt. Eine Patientin erzählte mir: *„Die Ehe meiner Eltern ist daran gescheitert, dass die Mutter meines Vaters die Hauptperson im Hause war. Sie kochte weiterhin für alle und degradierte sie zu ihren Kindern. Da sie über ein nicht unerhebliches Vermögen verfügte, fürchteten alle den Satz: ‚Wenn man so mit mir umgeht…' Mein Vater ist dann oft in die Wirtschaft gegangen. Er hat sich zuhause nie wohlgefühlt."* Noch gefährlicher ist allerdings oft die Tyrannei der Ohnmacht und Gebrechlichkeit. Alte Leute können ihre dominante Rolle aufrechterhalten, indem sie bei den Kindern und Enkeln Schuldgefühle erzeugen. Man sei eben als alter Mensch wehrlos und würde herumgeschoben. Man lebe ja nicht mehr lange und dann würden die Kinder am Grab weinen. Doch dann sei es zu spät.

Der Haushalt: Kann ich Dir helfen?

Bereits in den ersten Wochen einer Liebesbeziehung muss sich ein Paar darauf verständigen, wie die Grundversorgung gesichert wird. Wer geht einkaufen, wer kümmert sich um die Reparatur des Autos, wer kocht, wer wäscht ab, wer bügelt? Was in früheren Jahrhunderten klar geregelt war, muss nun ausgehandelt werden und der Bereich ‚Haushalt' ist einer der größten Streitpunkte in deutschen Ehen.

Tatsächlich arbeiten Männer im Haushalt weniger als Frauen, obgleich die Hausarbeit der Männer zwischen 1991/92 und 2001/02 um durchschnittlich 14 Minuten täglich gestiegen ist. Insgesamt sind es jedoch noch zu wenige Männer, die im Haushalt tätig sind. Doch wenn man die Lebenszeitkonten betrachtet, ergibt sich insgesamt ein halbwegs ausgeglichenes Bild. Nach neusten Erhebungen arbeiten Männer im Beruf und zuhause insgesamt 42 Stunden wöchentlich, Frauen sind mit bezahlter und unbezahlter Arbeit 43 Stunden beschäftigt. Frauen und Männer verbringen fast gleich viel Zeit damit sich zu regenerieren. Fast die Hälfte des Tages verbringen beide Geschlechter mit Schlafen, Essen und Freizeit.[31]

Allerdings liegt das Schwergewicht bei den Frauen auf der unbezahlten Arbeit mit 31 Stunden gegenüber 19,5 bei den Männern. Das scheint sich auch nicht zu ändern. Noch immer leisten Mädchen im Alter zwischen 10 und 14 Jahren täglich zuhause eine Viertelstunde mehr Hausarbeit als Jungen. Kochen, waschen und bügeln gilt noch immer als Frauenarbeit. Dies wirkt sich bei Jugendlichen so aus, dass junge Frauen im Alter von 15 – 20 Jahren täglich eine halbe Stunde länger mit Hausarbeit eingedeckt sind als junge Männer. Dabei muss es eher skeptisch stimmen, dass sich die jungen Frauen alles in allem zufrieden über die für Hausarbeit verwendete Zeit äußern, während junge Männer ihren bescheidenen Beitrag zur Familienarbeit eher lästig finden.[32]

Die Küche als Machtbereich der Frauen

Es klingt fast ermutigend, wenn im Berliner Tagesspiegel steht, dass es 58 % der Frauen schaffen, zumindest gelegentlich Wischlappen und Kochlöffel an ihren Ehemann oder Lebensgefährten abzugeben.[33] Sie erreichen, dass die Männer ihnen helfen. Doch gerade in dieser Aussage besteht die Grundlage für den Machtkampf. Frauen sind noch immer für den Haushalt verantwortlich – sie dürfen sich freuen, wenn sie von ihren Männern unterstützt werden.

Wie emanzipiert Männer sind, hängt natürlich sehr davon ab, wo sie leben. Die Beobachtung zeigt, dass im ländlichen Bereich und in Kleinstädten die Emanzipation der Männer gegenüber denen der Großstadt um etwa 30 Jahre hinterherhinkt. Und in den alten Bundesländern gibt es offenbar mehr Haushaltsmuffel als im Osten. (16 % zu 12 %) Außerdem hängt die Unterstützung der Männer im Haushalt vom Bildungsstand ab. In den Haushalten mit einem niedrigen Bildungsstand verweigern erheblich mehr Männer ihre Unterstützung als in solchen mit hohem Bildungsstand (18 zu 3 %).

Häufig beklagen sich Männer, dass die Frauen ihre Hausarbeit sabotieren. Sie kritisieren jeden Handgriff, kontrollieren hinterher die Arbeit. Die Küche ist eben für Frauen auch ein Machtbereich. Wenn Männer ihnen dort helfen, geht ihnen ein wichtiger Lebensbereich zumindest teilweise verloren. Deshalb ist es vielen Frauen keineswegs recht, wenn die Männer im Haushalt helfen. Für Frauen – so der Hamburger Soziologe *Sven Dierks* – sei dies ein Angriff auf ihr Selbstbild. Die Kernkompetenz der Partnerin als Hausfrau werde dadurch infrage gestellt. In 43 % der Ehen kam es daher zu starken Konflikten, wenn pensionierte Männer sich plötzlich anschickten, im Haushalt zu helfen. Frauen räumen dann ihren Männern hinterher („Du kannst noch nicht einmal eine Geschirrspülmaschine richtig einräumen“) kritisieren ihr Einkaufsverhalten („Du vergisst die Hälfte, Dir muss man alles aufschreiben“) und mäkeln am Essen herum („Du kannst nur Wasser kochen, Fertigsuppen schmecken besser“). Mit solchen Strategien – so Dierks – würden Frauen ihren Machtbereich Haushalt verteidigen.[34]

Die Kinder als Belastungsprobe

Für viele Paare sind Kinder ein wichtiger Bestandteil ihres gemeinsamen Lebens. Sie können eine Ehe stärken, denn das Projekt ‚Kinder‘ kann zu einer festeren Bindung führen. Dies ist auch das Ergebnis einer Studie von. *Jörg Otto Hellwig* vom Institut für Angewandte Sozialforschung der Universität Köln. Er stellt fest, dass leibliche Kinder den stärksten Effekt auf die Stabilität der Ehe ausüben. Dieser eher positiven Einschätzung wird allerdings durch eine neuere Untersuchung von *Wassilios Fthenakis*, Leiter des Staatsinstituts für Frühpädagogik in München, widersprochen. In der Studie ‚Übergang zur Elternschaft‘ geht er davon aus, dass die meisten Trennungen junger Paare nach dem ersten Kind erfolgten, da sich viele junge Paare den vielfältigen Anforderungen und Belastungen der Elternrolle nicht gewachsen fühlten. Streitigkeiten in der Ehe nähmen in den ersten drei Jahren der Elternschaft an Häufigkeit und Heftigkeit zu. Gleichzeitig nähmen Zärtlichkeit und Sexualität ab.

Tatsächlich geht es den meisten Paaren noch halbwegs gut, solange sie keine Kinder haben. Doch nach der Geburt des ersten Kindes verfallen sie – trotz bester Vorsätze – in altbekannte Fehler. Der Mann kümmert sich in erster Linie um Karriere und Finanzen, ist eher abwesend. Nur 5 % der Väter nehmen Erziehungsurlaub, um die Kinder zu betreuen. Von 2001 bis 2004 ist der Väteranteil zwar von 1,5 auf 4,9 % gestiegen und hat sich damit mehr als verdreifacht. Allerdings hätte gern jeder dritte

Vater mehr Zeit für sich und die Familie. Traurige Realität ist jedoch, dass sich die Väter vor allem am Wochenende um die Kinder kümmern und dann mit ihnen spielen. Für den Alltag mit den Kindern und den Haushalt sind die Frauen zuständig. Dadurch schwindet das Gefühl der Gleichwertigkeit in der Beziehung. Die Ehefrau wird sich immer häufiger darüber beklagen, dass sie zu wenig positive Abwechslung hat, mit dem anstrengenden Kind überfordert sei. Sie ist es leid, wenn sie erst vom Kind genervt und dann noch vom Ehemann bedrängt wird. Die Sexualität schläft in dieser Phase bei vielen Ehepaaren ein, wird zum Bestandteil eines Machtkampfes.

Je älter die Kinder werden, desto mehr sind sie für die Frauen Quelle von Macht und Ohnmacht zugleich. Frauen sind oft ohnmächtig, weil sie zu Recht der Überzeugung sind, dass sich die Männer zu wenig um den Bereich der Kindererziehung kümmern. Doch aus der Ohnmacht wird langfristig auch eine Machtposition, wenn Frauen mit den Kindern ein enges Bündnis eingehen. Zwischen Kindern und Mutter herrscht meist eine tiefe Vertrautheit. Es werden Geheimnisse ausgetauscht und es finden teilweise all jene innigen Gespräche statt, die tendenziell auch in die Ehe gehören.

Nur wegen der Kinder

Eine ältere Untersuchung der Zeitschrift Eltern ergab, dass 10 % der Eltern ihre Ehe nur noch aus Rücksicht auf die Kinder aufrechterhielten. Natürlich ist jede Trennung für die Kinder ein Schock. Ein Patient, dessen Eltern sich getrennt hatten als er vier Jahre alt war, berichtete mir: *„Ich will eine Ehe aufbauen, die stabil ist. Ich will mich nie trennen. Das wäre für meine Kinder zu grausam.“* Ob man solche Vorsätze immer realisieren kann ist fraglich. Und man muss sich auch fragen, ob nicht die Eltern ein gutes Vorbild für die Kinder sind, wenn sie sich trennen. Viele meiner Patienten hatten Eltern, die sich nicht trennten, obgleich die Ehe längst gescheitert war. Sie hatten nicht den Mut, ein neues Leben zu beginnen. Diese resignative Einstellung überträgt sich auf die Kinder, die sich dann oft an zermürbende Machtkämpfe in ihrer eigenen Ehe gewöhnen, weil sie es nicht anders kennen gelernt haben.

Eine Ehe lebendig halten

Das langfristige Problem jeder Liebesbeziehung besteht darin, sie lebendig zu halten. Die Langeweile ist der Tod jeder Liebesbeziehung. Partnerschaften gehen nicht wegen gelegentlicher Streitigkeiten auseinander, sondern weil man sich auseinandergelebt hat und die Beziehung abgestorben ist.[35] Gewissermaßen hat man sich nichts mehr zu sagen, es ist in der Beziehung nichts mehr los. Viele Machtkämpfe dienen auch dazu die Langeweile zu bekämpfen. In dem berühmten Theaterstück „Wer hat Angst vor Virginia Wolf" hat man den Eindruck, dass die Streitigkeiten eine Beziehung auch am Leben halten können. Die Beziehung lebendig zu halten, erfordert sonst sehr viel Intelligenz, eigene Entwicklung und Beziehungsarbeit. Das kann man viel einfacher haben. Eine Patientin erzählte mir einmal: „*Wenn ich meinen Partner ärgere, ist immer was los. Er ist immer etwas dröge, etwas langsam. Aber ich weiß schon, wie ich ihn ärgern kann. Ich muss nur etwas über seinen Beruf oder sein Auto sagen, dann jault er los, wie eine Katze, der man auf den Schwanz getreten ist. Irgendwie ist dann Stimmung.*" Diese Patientin bestätigte mir damit auf anschauliche Weise eine Textstelle in dem Roman „Morten der Rote" von *Martin Andersen-Nexø*. Er beschreibt ein Ehepaar, das sich immer wieder ärgert und versöhnt. Jeder stichelt herum und auf „*diese Weise ging es den ganzen Tag weiter, sie stichelten aufeinander, haderten um Kleinigkeiten und meinten es doch nicht ernst darum. Jetzt, wo die Kinder groß waren und alle Träume von einer besseren Zukunft begraben, waren sie gezwungen, mit anderen Mitteln die Ehe zu beleben, wenn sie sich nicht gegenseitig zu Tode langweilen wollten. Es geschah wohl, dass der eine der beiden Partner ganz und gar aus der Haut fuhr. Dann kam für eine zeitlang Hochspannung in ihr Dasein; man ging umeinander herum und beobachtete einander aus den Augenwinkeln und sprach nicht miteinander, ließ bloß ab und an eine Gehässigkeit los. Und wenn auch das keinen Stoff mehr hergab, versöhnten sie sich wieder, süß und stürmisch, beinahe wie in den Tagen der ersten Liebe.*"[36]

Das Selbstbewusstsein schädigen

Wenn sich in einer Beziehung Machtprobleme ausweiten, führt dies langfristig immer zum Tod der Liebe. Es stirbt nicht nur das Verlangen ab, mit dem anderen etwas zu unternehmen. Man zieht sich nicht nur zurück und schützt sich – was auch zur Verringerung der Sexualität führt. Vor allem rächt man sich für kleine Verletzungen und Enttäuschungen und schädigt damit das Selbstbewusstsein des Partners. Doch damit unterhöhlt man die Grundlage einer Liebesbeziehung. Es ist nicht so entscheidend, ob man sich immer versteht, füreinander Zeit hat, ein Herz und eine Seele ist. Aber wenn man beginnt, dem Partner die Anerkennung zu entziehen und ihn grundlegend zu kritisieren, legt man die Axt an den Baum der Liebe.

Die Basis der Liebe besteht in dem Gefühl, dass der Partner der wichtigste Mensch in unserem Leben ist. Der Partner vermittelt uns das Gefühl der Unverwechselbarkeit und das steigert unser Selbstwertgefühl so enorm, dass wir zu schweben scheinen. In der Liebe sehnen wir uns deshalb mindestens so sehr nach Anerkennung wie nach Sexualität und körperlichem Kontakt. Die meisten Menschen haben in der Kindheit zu wenig Anerkennung bekommen, sie sind seelisch unterernährt. Das anerkennende Leuchten in den Augen der Mutter – und des Vaters – haben sie zu wenig erlebt, ihr Selbstbewusstsein ist eher schwach ausgeprägt. Daraus resultiert ein Anerkennungshunger, der im Allgemeinen von der eher spröden Welt wenig befriedigt wird. Dies wurde mir besonders deutlich, als ein guter Freund auf die Frage der Familie, was er sich denn zu Weihnachten wünsche, antwortete: *„Ich habe alles. Aber ich wünsche mir eine halbe Stunde Anerkennung."* Man war regelrecht irritiert von diesem Wunsch und sprach noch nach Jahren von diesem befremdlichen Ansinnen. Doch in einer Liebesbeziehung geht der Wunsch nach Anerkennung in Erfüllung. Hier werden wir vor allem in der Liebesphase mit Anerkennung überschüttet. Um den anderen zu gewinnen entwickeln wir den liebenden Blick – wie es *Nicolai Hartmann* einmal genannt hat.[37] Wir sehen im anderen nicht nur seine realen Fähigkeiten, sondern auch seine Möglichkeiten und versuchen ihn zu fördern. Auch deshalb fühlen wir uns in einer Liebesbeziehung so angeregt und gehoben. Doch dies endet, wenn ein Machtkampf tobt. Dann versucht jeder, den anderen zu kränken und ihn in seinen Schwachstellen zu treffen. Dies gelingt gerade deshalb, weil man sich so gut kennt. Wir haben dem Partner in der Anfangsphase der Liebe unsere Schwächen und Minderwertigkeitsgefühle mitgeteilt und dies wird nun ausgenutzt. Gnadenlos will man den Partner dafür treffen, dass man selbst verletzt und enttäuscht wurde. Er wirft ihr vor, sie wäre faul, sie kontert, er wäre fett geworden. Und meist kulminieren die Vorwürfe in dem Satz: *„Du bist wie Deine Mutter!"* So wie man früher sehr einfallsreich in seinen Liebeserklärungen war ist man nun kreativ in der Abwertung des Partners. Man ist nur noch darauf aus ihn zu treffen. Wenn dieser eine Bemerkung mit dem Satz *„Ich denke..."* beginnt – antwortet man sofort: *„Du kannst denken?"* – Vieles geht unter die Gürtellinie. Er bemerkt lakonisch: *„Heul nur weiter, dann brauchst Du weniger zu pinkeln."* Sie rächt sich mit der Bemerkung: *„Dein Schwanz ist der Witz des Jahres."*

Der Teufelskreis der Macht

Wenn ein Partner massiv kritisiert, zieht sich der Angegriffene fast reflexartig zurück. Er zieht sich hinter einer seelischen Mauer zurück. Er ist unfähig zu überprüfen, inwieweit die Aussagen des Ehepartners berechtigt sind. Vielmehr wird er sich verteidigen, manchmal seinerseits kritisieren. Auf jeden Fall bleibt die Kritik wirkungslos, wodurch sich der aktive Partner ohnmächtig und unverstanden fühlt und seine Kritik verstärkt. Die Schwierigkeit in dieser Phase besteht darin, dass der kritisierende Partner zumindest teilweise Recht hat. Doch seine Kritik ist so massiv und es fehlt vor allem an Anerkennung, so dass seine Worte nur als Vernichtung und Herabwürdigung empfunden werden.[38] Die sachliche Grundlage der Auseinandersetzung geht verloren. Beide Partner übertreiben ständig. *„Du bist immer schlecht gelaunt“, „nie hilfst Du mir in der Küche“* – sind typische Aussagen einer Machtehe.

Die Abwärtsspirale

Keiner geht mehr auf den anderen ein, jeder sieht nur noch die eigenen Verletzungen. Die Partnerschaft befindet sich in einer verhängnisvollen Abwärtsspirale. Die Beziehung hat mit kleinen Aufmerksamkeiten begonnen und ihr Ende beginnt mit der Vernachlässigung des Partners. Können Sie sich noch daran erinnern, dass Sie der Partnerin jeden Tag eine SMS geschickt und sich nach ihrer Stimmung erkundigt haben? Können Sie sich daran erinnern, dass sie ihm immer wieder sein Lieblingsessen gekocht haben, genau wussten, wo Sie ihn streicheln mussten, was ihn zum Lachen brachte. Der anfängliche Spürsinn in der Partnerschaft geht mit der Bereitschaft einher, die Wünsche des Geliebten zu erfüllen. Dadurch steigt das Selbstwertgefühl des Umworbenen so stark an, dass er manchmal regelrecht schwebt. Doch wenn der Machtkampf tobt, verkehren sich diese Prozesse ins Gegenteil. Es wird absichtlich nicht mehr auf die Wünsche des anderen eingegangen. Sie bekommt keine Blumen mehr, er vergisst den Hochzeitstag. Er klappt den Klodeckel nicht mehr hoch, wenn er pinkelt und sammelt im Schlafzimmer seine Socken nicht mehr zusammen. Sie vermeidet den Abschiedskuss, wenn er ins Büro geht, bringt seine Fußballzeitung nicht mehr mit. Solche Kleinigkeiten führen zum Tod der Liebe. Wenn er sich nicht mehr bemüht, die Zahnpastatube so auszudrücken, wie sie es immer gewünscht hat, ist dies kein Ausrutscher. Es ist das Symbol für den Niedergang einer Beziehung, in der man sich nicht mehr um den anderen bemüht und ihm deutlich macht, wie unwichtig er geworden ist.

Die Abwärtsspirale verstärkt sich, wenn der Versöhnungswille erlischt, wenn wir ein Punktekonto anlegen, in das wir jede Verfehlung buchen. Die Bereitschaft zu verzeihen, den anderen zu verstehen und neu zu beginnen ist nicht mehr vorhanden. Das emotionale Guthaben, das der Partner aufgrund seiner Hilfsbereitschaft, gemeinsamer Glücksmomente und der als positiv empfundenen Eigenschaften hat, nimmt ab und geht letztlich gegen null. Schließlich hat man keinen wirklichen Grund mehr, mit dem anderen zusammen zu sein. Es ist nur noch die Gewohnheit, dass man mit dem anderen zusammenlebt, die Angst vor dem Alleinsein, es sind die Kinder und manchmal auch materielle Abhängigkeiten, wenn man sich beispielsweise für ein Haus oder ein gemeinsames Geschäft hoch verschuldet hat. Keiner hat in dieser Phase die Bereitschaft, sich seelisch wirklich zu öffnen, dem anderen die Enttäuschungen, Hoffnungen und Verletzungen zu offenbaren. Der Wille zur Beziehungsarbeit nimmt radikal ab.

Todesstoß 1: Schweigen und Mauern als Überlegenheit

Wenn der Entfremdungsprozess beginnt, fangen vor allem zwei verschiedene Vernichtungsstrategien zu wirken an, die zum Zerfall der Liebe führen: das Schweigen und das Mauern. Einer der Partner wird sich zunehmend zurücknehmen und schweigen. Er redet dann nicht mehr, gibt alle Bemühungen auf, zieht sich zurück. In 85 % der Ehen sind es die Männer, die in dieser Phase lieber in den Hobbykeller gehen, spät aus dem Büro kommen, sprachlos sind, sich dem Alkohol zuwenden. In diesem Schweigen liegt eine große Macht der Überlegenheit, wenn der Partner noch um eine Veränderung bemüht ist. Und zum Schweigen gesellt sich immer das Mauern. Man blockiert die Möglichkeit einer Annäherung, zieht sich zunehmend zurück. Das Mauern ist der Kampf der Schwachen, jener Menschen, die in der Kindheit nicht offen kämpfen durften. Doch wer einmal gegen die Burgmauern eines Partners angerannt ist, der alle Tore zu seiner Seele verschlossen hat, kennt die Ohnmacht und Verzweiflung der Werbenden und die Macht des Mauerns.

Todesstoß 2: Die Verachtung des Partners

Es gibt in jeder Partnerschaft gelegentlich Phasen der Distanz. Doch wenn der innere Faden der Beziehung reißt, beginnt ein kaum zu korrigierender Entfremdungsprozess. Zunehmend sinkt unsere Toleranzbereitschaft und es wird in der Liebesbeziehung zu einem Prozess der Verachtung, teilweise auch eines gewissen Ekels kommen. Der Partner erscheint uns nicht mehr als wertvoll, wir regen uns ständig über sein Versagen auf, ertragen bestimmte Angewohnheiten nicht, wollen von ihm nicht mehr berührt werden. Das Schmatzen des Partners, sein Schnarchen, sogar seinen Körpergeruch empfinden wir als abstoßend. Wir können den Partner buchstäblich nicht mehr riechen. In dieser Phase hilft nur noch die – zumindest vorübergehende – Flucht. Es ist allerdings fraglich, ob die Liebesbeziehung dann noch zu retten ist. Mit einer Partnerschaft ist es wie mit einem Haus. Wenn lange Zeit notwendige Sanierungsarbeiten verzögert wurden, so dass schließlich das Dach undicht ist, Wasser ins Gemäuer eingedrungen ist, sich der Schwamm ausgebreitet hat und die Balken anfangen zu faulen, bleibt manchmal nur noch der ‚Abriss'.

Die Einsamkeit zu zweit

Trotzdem kann in dieser Phase bei beiden Partnern immer noch die Hoffnung vorhanden sein, die Beziehung zu retten. Sie finden nur keinen Weg der Verständigung, jeder gibt dem anderen die Schuld. Ob noch etwas Liebesglut vorhanden ist, ist unschwer zu erkennen. In aussichtslosen Fällen ist das Ehegedächtnis der Partner negativ gefärbt. Beide haben den Eindruck, dass die Beziehung von Anfang an ein Irrtum war und haben begonnen, auch die schönen Momente umzuwerten, bis schließlich die gesamte Beziehung nur eine Abfolge von Enttäuschungen ist. Dann sehen es beide als sinnlos an, überhaupt über die Eheprobleme zu sprechen, weil sie die Substanz der Gemeinsamkeiten zerstört haben. Es beginnt ein emotionaler Rückzug beider Partner, der von *Erich Kästner* in einem Gedicht treffend beschrieben wurde:

Einsam bist du sehr alleine.
Aus der Wanduhr tropft die Zeit.
Stehst am Fenster. Starrst auf Steine.
Träumst von Liebe. Glaubst an keine.
Kennst das Leben. Weißt Bescheid.
Einsam bist du sehr alleine -
und am schlimmsten ist die Einsamkeit zu zweit.

Wie man sich aus dem Weg geht

Man kann natürlich auch mit dieser Einsamkeit umgehen, indem man sich gemeinsam ablenkt, viel verreist, sich miteinander vergnügt, sich aber wenig zu sagen hat. Man findet den geringsten gemeinsamen Nenner, der darin bestehen kann, dass sich keiner eine Trennung vorstellen kann. Oder es bleibt nur noch die Sexualität, jede andere Form der Verständigung wird gemieden. Die Voraussetzung für diese ‚Lösung' der Partnerschaftsprobleme ist, dass jeder die Bedeutung der Liebe für sein Leben verringert. Dazu ist es wichtig, die Freundschaften, den Beruf, die eigenen Interessen in den Mittelpunkt des Lebens zu stellen. Die eigenen Erwartungen an das Liebesglück werden heruntergeschraubt. Wenn er spät nach Hause kommt, sagt man sich, dass er doch ansonsten ein lieber Kerl sei, andere trinken mehr und überhaupt sei das doch alles nicht so wichtig. Der Machtkonflikt, die Enttäuschung wird ausgeblendet, geleugnet.

Das Spiel von Nähe und Distanz

Gelegentlich kommt aber doch etwas Nähe auf. Diese Nähe mag einer wirklichen Vertrautheit entspringen. Das schreckliche an diesen Machtkämpfen ist, dass sich beide Partner einmal geliebt haben. Doch die Näheprozesse enthalten immer auch die Elemente eines Spiels. So wie eine Katze mit einer Maus spielt, diese heranholt und wieder etwas laufen lässt, vollziehen sich die Machtrituale solcher Beziehungen. Wenn man den Partner zermürben will, gelingt dies am ehesten mit sehr kleinen Nähe-Distanz-Ritualen. Die Ehefrau geht abends zusammen mit ihrem Mann ins Bett, streichelt ihn kurz. Doch sobald eine erotische Spannung aufkommt, liest sie noch einige Seiten in einem Krimi, bevor sie sich umdreht und einschläft. Wenn der Ehemann dies moniert, wendet sie ein: *„man wird doch wohl noch lesen dürfen."* Gelegentlich wird sie auch mit ihm ‚schlafen', aber dies alles läuft so mechanisch ab, dass er sich schließlich zurückzieht. Wenn er dies anspricht, entgegnet sie, er sei immer so empfindlich. Oder der Ehemann steht sofort nach dem Essen auf, sieht während des Essens fern, es gibt keine Gespräche mehr und wenn die Ehefrau Anerkennung für ihre Arbeit haben möchte, dann sagt er nur: *„Ja, ja es hat gut geschmeckt."* Man tut so, als würde man die Beziehung noch führen wollen, aber in Wirklichkeit ist man nur noch auf Kampf eingestellt. Deutliches Kennzeichen solcher Einstellung ist es, wenn jedes Gespräch mit einem *„Ja aber..."* begonnen wird. Der Individualpsychologe *Alfred Adler* hat gemeint, dies sei immer die Sprache des Neurotikers, die Sprache der Macht.

Der Tod der Liebe

Der Todeskampf der Liebe dauert lange. Immer wieder gibt es auch in einer Machtehe Momente der Vertrautheit, der Nähe, der Annäherung, der Liebe. Doch sehr schnell beginnt der alte Machtkampf. Sie verlangt von ihm Veränderungen, überschüttet ihn mit Schuldzuweisungen, er mauert und verlangt, dass sie sich ändert. In einer solchen Machtspirale wird jeder dem anderen seine Verletzungen präsentieren, Vorwürfe machen; die Gelegenheiten zu Versöhnung und Neufang bleiben ungenutzt. Es besteht keine Schamgrenze mehr. Man streitet sich auch in der Öffentlichkeit, begrüßt den anderen nicht mehr, redet oft tagelang nicht mehr miteinander. Man gibt sich keine Mühe mehr, den Schein zu wahren, greift den Partner öffentlich an. Früher war man der Meinung, dass Ehestreitigkeiten Nachbarn und Freunde nichts angingen. Diese wunderten sich dann sehr oft, wenn es zu einer Trennung kam. Doch die Fassade einer guten Ehe wird beim starken Machtkampf heutzutage nicht mehr gewahrt. Es gibt keine Schonräume mehr, selbst vor den Kindern, selbst bei wichtigen Festen nimmt man sich nicht mehr zusammen, schützt den Partner nicht mehr. Innerlich brennt man nur noch darauf, dem Partner zu schaden, ihm Kränkungen heimzuzahlen. Der Streit wird auch vor den Kindern ausgetragen, vor allem die Mütter sichern sich die Kinder als Bündnispartner und reden schlecht über ihre Männer. Dabei wäre es extrem wichtig, die Kinder aus dem Machtkampf herauszuhalten. Es ist natürlich nahe liegend, dass vor allem die Frauen, die eine sehr enge Beziehung zu ihren Kindern haben, sich der Unterstützung, des Verständnisses der Kinder vergewissern. Deshalb berichten sie den heranwachsenden Mädchen und Söhnen sehr ausführlich, wie schwierig, wie verständnislos, wie schlecht der Vater sei. Und sie verlangen vor allem von den Söhnen, dass sie im Leben nicht so werden wie der Vater. Solche Gespräche führen bei den Kindern immer zu einer schweren Hypothek. Die Mädchen werden später skeptisch gegenüber der Männerwelt, weil sie ein tiefes Ressentiment gegenüber dem anderen Geschlecht erworben haben. Die Jungen scheitern daran, ein normales Durchsetzungsvermögen zu entwickeln, weil sie immer das Bild des egoistischen Vaters vor Augen haben.

Ich will mich nicht ändern

Jeder der Partner weiß in dieser Phase genau, dass er Fehler macht und sich ändern müsste. Doch die Veränderungsbereitschaft ist nicht vorhanden. Man hält die eigenen Eigenschaften für normal, weist auch darauf hin, dass man in den Beziehungen mit Freunden und Kollegen damit keine Schwierigkeiten habe. Insofern ist es nicht nur ironisch gemeint, wenn man so wie *Bernhard Shaw* in einem Brief an *Stella Patrick Campbell* die Überzeugung vertritt: *„Ich will ja nichts weiter als meinen eigenen Willen haben ... Ich liebe es nicht zu kämpfen, ich liebe es, zu siegen.“* Das eigentliche Problem besteht darin, dass in dieser Phase der Machtauseinandersetzung mindestens einem Partner völlig egal ist, ob die Beziehung scheitert. Letztlich ist der Partner mit seinen Anklagen und Anforderungen nur noch lästig und man ist nicht bereit, für ihn das eigene Leben zu ändern.

Die früher erfolgreichen Versöhnungsrituale werden nicht mehr praktiziert. Beide Partner stehen sich wie in einem Krieg gegenüber, unfähig auf den anderen zuzugehen und Friedensgespräche zu beginnen.

Selbstmord als Anklage

Eines der heftigsten Machtmittel ist die Androhung des Selbstmords. Damit teilt natürlich ein Mensch immer mit, dass er völlig verzweifelt, ohnmächtig, mit seinen Kräften am Ende ist. Die Ankündigung des Partners, er werde ihn verlassen, führt bei ihm zu einem völligen Gefühl der Verzweiflung und dem bekannten Tunnelblick: Das Leben verengt sich auf die jetzige Krise, man kann nichts anderes mehr denken, gerät in Panik, sieht keinen

Sinn mehr im Leben. Diese Dramatik ist alltägliche Wirklichkeit, denn alle vier Minuten stirbt in Deutschland ein Mensch durch Selbstmord. Partner- und Familienkonflikte zählen zu den häufigsten Auslösern für einen Suizid. Wie sehr diese Problematik ernst zu nehmen ist, zeigt sich nicht zuletzt daran, dass 2,1 % aller Männer und 0,7 % aller Frauen ihr Leben durch Selbstmord beenden. Männer sind erheblich selbstmordgefährdeter als Frauen, nach einer Trennung bringen sich vier Mal so viele Männer um wie Frauen.

Jeder Selbstmordversuch ist aber nicht nur ein Drama im Leben dieses Menschen. Er setzt auch seinen Partner unter Druck. Dieser muss nun immer damit rechnen, dass sich der andere umbringt, wenn ein Machtkampf eskaliert. Dieses Machtmittel verfehlt so gut wie nie seine Wirkung. Ich habe oft Patienten behandelt, die unter unerträglichen Schuldgefühlen litten, nachdem sich ihr Partner tatsächlich umgebracht hatte. Noch Jahre nach dieser Tat litten sie unter einer Depression und waren nicht in der Lage, eine neue Beziehung zu beginnen. Insofern wird hier die Drohung *„Du kannst Dich nicht von mir trennen, Du wirst mich nie vergessen"* auf grausame Weise Wirklichkeit. Eine meiner Patientinnen hat selbst nach zehn Jahren den Selbstmord ihres Mannes nicht verarbeitet: *„Ich habe meinen Mann verlassen, weil er ständig untreu war. Das Zusammenleben mit ihm war die Hölle. Er hatte schon einige Selbstmordversuche unternommen und immer habe ich den Rettungsdienst informiert. Am Tag der Scheidung hat er sich dann auf dem Dachboden aufgehängt. Ich habe nie mehr eine Beziehung mit einem Mann eingehen können. Durch seinen Selbstmord hat mein früherer Mann mich irgendwie noch im Griff. Es ist wie ein Fluch."*

Die Trennung

Eine der massivsten Antworten im Machtkrieg ist die Trennung. Auch wenn ein jahrelanger Ehekrieg herrschte, ist meist einer der Partner am Erhalt der Beziehung interessiert. Er ringt darum miteinander zu reden und ist regelrecht vor den Kopf geschlagen, wenn ihm der andere die Beziehung aufkündigt. Er leidet unter Stimmungsschwankungen, wird oft krank. Sieger in diesem Machtkampf ist immer derjenige, der sich trennt. Er wird den Schritt zunächst als Befreiung empfinden, leidet dann aber in vielen Fällen doch unter Zweifeln und auch unter Schuldgefühlen. Eine Trennung ist immer ein dramatischer Prozess. So gut wie nie spielt er sich so ruhig ab, wie es in dem folgenden Gedicht von Joachim Ringelnatz zum Ausdruck kommt:

Es ist besser so.
Reich mir die Hand. Wir wollen froh
Und lachend voneinander gehen.
Wir würden uns vielleicht nach Jahren
Nicht mehr so gut wie heut verstehn.
So lass uns bis auf Wiedersehn
Ein reines, treues Bild bewahren.
Du wirst in meiner Seele lesen,
Wie mich ergreift dies harte Wort.
Doch unsre Freundschaft dauert fort.
Und ist kein leerer Traum gewesen,
Aus dem wir einst getäuscht erwachen.
Nun weine nicht; wir wollen froh
Noch einmal miteinander lachen. –
Es ist besser so.

Je länger man zusammen war, desto wahrscheinlich ist es, dass der Partner noch viele Monate und Jahre eine starke Macht auf unser Leben ausübt. Mit vielen Fasern des Herzens hängt man an dem Partner, der uns verlassen hat. Es ist nicht nur der Schmerz der Trennung, der verarbeitet werden muss. Vielmehr ist der andere ein wichtiger Teil unserer inneren Welt. Er war unser Ansprechpartner, war wichtig für unsere innere Orientierung, war ein zentraler Bestandteil unseres Lebenssinns. Insofern fällt es vielen Menschen sehr schwer, sich wirklich von dem verlassenen

Partner zu verabschieden. Sie geben immer wieder der Sehnsucht nach, den früheren Partner zu sehen, und bei den kleinsten Veränderungen in der Beziehung keimt bei ihnen wieder Hoffnung auf. Deshalb ist es häufig besser, wenn eine Partnerschaft mit einem spektakulären Streit endet. *Nietzsche* hat einmal gemeint, man müsse einen Menschen fortbeleidigen, damit man eine Beziehung wirklich beenden könne. In jedem Fall ist es besser, wenn man den Ex-Partner über Monate nicht sieht. Man sollte alles verbannen, was die Erinnerung an ihn wecken könnte. Sonst gewinnt der Ex-Partner doch wieder Macht über uns – und die Gefahr besteht, dass die alten Machtspiele wieder beginnen. Denn schon *Charles Dickens* meinte: *„Liebe… gedeiht beachtlich lange mit sehr spärlicher Nahrung."* Und so können kleine Annäherungen die Liebesgefühle wieder in Gang setzen.

Lass uns Freunde sein…

Es ist fast unmöglich, eine gescheiterte Liebesbeziehung nahtlos in eine Freundschaft umzuwandeln. Die meisten werden so empfinden, wie die Briefschreiberin in einem Stück von *Botho Strauss*, die ihrem Exmann mitteilt: *„Als ich Dich das letzte Mal sah, hast du noch ein Wort fallen lassen, das gerade so gut wie ein Kanaldeckel auf meine offene Wunde passte…, ich hoffe, dass sich unser Verhältnis irgendwann wieder normalisieren wird' … Himmel, wie sprichst Du zu mir?' … Hör zu: ich teile Deine Hoffnung nicht; ich werde Dich nicht wiedersehen in einer kalten, erloschenen Gegenwart. Dir mag es wünschenswert erscheinen und bequem, dass wir zu abgeklärten Menschen werden, die sich eines Tages wiedertreffen wie zwei Veteranen einer großen Liebesschlacht, solche, die sich gegenseitig die Ehrennadel der Tapferkeit und des Verzeihens an die Brust steckten. Zwei glücklich Davongekommene, die sich einst durch Himmel und Hölle jagten, und jetzt sitzen sie friedlich in einem Garten… Deine Frau bringt uns den Tee und verschwindet diskret… Du musst wissen: mir ist diese Vision ein Greuel! Ich verab-*

scheue den Gedanken, dass auch über uns die Zeit siegt, wie sie über alles und jedes hinweggeht... Und wenn ich immer so fortschreiben müsste, um Dich zu behalten, ich würde keinen Augenblick zögern, denn so bin ich Dir nahe, so erhalte ich uns und spreche mit Dir und vergnüge mich mit meinem gut gewesenen Leben."[39]

Das Angebot zur Freundschaft ist für viele ein Teil des Machtkampfes. Gehen sie darauf ein, hat der Überlegene in der Liebesbeziehung gewonnen. Die Kränkungen bei einer Trennung sind meist so groß, dass die Umwandlung in eine Freundschaft sehr selten ist. Nur bei 15 % aller Trennungen kam es nach Umfragen, die ich zwischen 2000 und 2004 durchgeführt habe, zu einer Freundschaft. Voraussetzung dafür war allerdings fast immer, dass eine Beziehungspause eingelegt wurde. Sehr häufig hatten beide ehemalige Partner eine neue Liebesbeziehung. Häufig wurde das Projekt Freundschaft dadurch unterstützt, dass die früheren Partner Verantwortung für gemeinsame Kinder trugen und sich deshalb regelmäßig sahen.

Der Machtkampf nach der Trennung

Eine Trennung führt fast immer zu seelischen Verletzungen, Kränkungen, Verzweiflung, Wut- und Hassgefühlen. Man überlegt sich, wie man dem Ex-Partner schaden kann, ihm möglichst viel Geld abnimmt, die Kinder werden zur Waffe im Trennungskrieg. Hässliche Gerüchte am Arbeitsplatz werden gestreut und der Gipfel der Rache sind häufig Mordphantasien, die immer wieder auch in die Tat umgesetzt werden. Nach den Statistiken des FBI sterben 30 % aller ermordeten Frauen und 6 % der Männer durch die Hand eines verschmähten Partners.

Am besten erkennt man den
Charakter eines Menschen
bei Geldangelegenheiten...
(Talmud)

Geld, Liebe und Macht

In einer Liebesbeziehung gibt es zwei sehr konkrete Belastungsproben, an denen eine Beziehung scheitern kann: Kinder und Geld. Nun entscheiden sich Paare immer häufiger dafür, keine Kinder zu bekommen. 25 % aller Frauen in Deutschland sind kinderlos. Doch dem Thema Geld können wir nicht ausweichen. Jede Liebesbeziehung wird auch davon geprägt, welche Einstellung das Paar zum Geld findet. Und diese Gestaltung der finanziellen Ebene in einer Liebesbeziehung verdeutlicht immer die Machtstrukturen der Partnerschaft. Wie sehr das Thema Geld und Macht zusammenhängen, wird vor allem an der Emanzipation der Frauen deutlich. *Simone de Beauvoir* hat einmal gemeint, der größte Beitrag für die Frauenbewegung sei es gewesen, dass Frauen ihr eigenes Geld verdienen konnten. Noch bis 1977 galt im damaligen Westdeutschland, dass eine Frau nur erwerbstätig sein durfte, wenn der Mann zustimmte. Oft war ihm das nicht recht und vor allem in ländlichen Gebieten und Kleinstädten gilt noch heute oft die Überzeugung, dass Frauen kein eigenes Geld verdienen sollten. Noch immer gehen erheblich weniger Frauen als Männer arbeiten (57,8 der Frauen und 72,7 % der Männer) Zudem arbeiten 35 % der Frauen nur Teilzeit, bei den Männern sind es nur drei Prozent. Doch auch wenn Männer heutzutage noch über 70 % des Haushaltseinkommens verdienen, so bleibt festzustellen, dass die Frauen in den letzten 30 Jahren wesentlich unabhängiger von den Männern wurden, was sich vor allem an den Scheidungsziffern zeigt. Wenn heute über 65 % aller Scheidungen von Frauen eingereicht werden, so hat dies auch mit der finanziellen Freiheit der Frauen zu tun. Sie sind nicht mehr so machtlos wie früher, können es sich leisten allein zu leben. Allerdings trennen sich die Frauen heutzutage auch dann, wenn sie nach der Scheidung verarmen. Die Initiative zur Trennung geht hauptsächlich von ihnen aus, obgleich ihre Armutsquote von 20 % (zwei Jahre vor der Trennung) auf 34 % (1 Jahr nach der Trennung) steigt.

Der gefährliche Zündstoff

80 % aller Streitigkeiten in einer Partnerschaft drehen sich ums Geld. Geld ist ein sehr gefährlicher Zündstoff und das nicht nur, wenn zu wenig davon da ist. Krach gibt es im Wesentlichen wegen der gegensätzlichen Interessen beim Geldausgeben. Er investiert sein Geld in Computer, teure Kameras, Autos – vor allem also in Technik. Sie ist mehr an Reisen und Kleidung interessiert, was er mit den Worten kommentiert, dass ihm seine Anschaffungen noch nach Jahren Freude bereiten. Das schafft ein Reibungspotential, das für viele Paare zu Konflikten führt, mit denen sie nicht gerechnet haben. Sie wundern sich, dass die Beziehung in dem Augenblick dramatisch schlechter wurde, nachdem sie zusammengezogen sind. Das hängt sehr oft auch mit dem Geld zusammen. Am Geld spüren wir die Lebensgewohnheiten, wir sehen durch das Konsumverhalten des Partners, welche Lebenswerte er wirklich hat. Und wir bewerten das Konsumverhalten des Partners mit den moralischen Einstellungen, die uns bezüglich des Geldes in unserer Familie vermittelt wurden. Wenn sie mit einigen sehr knappen Röcken nach Hause kommt, wird der sparsame Ehemann grummeln: „*Wie konnte dieser Fetzen nur so teuer sein. Sie wirft das Geld zum Fenster heraus. Sie ist ebenso unkontrolliert wie meine Mutter.*“ Und die Ehefrau wird das Geldverhalten des Mannes, der immer spart, sehr bescheiden ist und sich höchstens für seine Kameraaus-

rüstung etwas kauft, mit den Worten kommentieren: *„Der ist so knauserig wie mein Vater. Man kann doch das Geld nicht mit ins Grab nehmen. Aber so sind die Männer: geizig, ängstlich und zwanghaft. Sie kennen keine Lebensfreude. Und der will mir sagen, wie man mit Geld umgeht!"*

Solche Auseinandersetzungen kommen für die meisten Paare deshalb so überraschend, weil das Geld das große Tabuthema unserer Zeit ist. Wir reden zu wenig über Geld. Wir reden zwar über Börsenkurse, Steuern und wie sehr uns die gestiegenen Preise ärgern („Seitdem der Euro da ist, ist alles teuer geworden.") Doch wir reden nicht über unser Geldverhalten und auch nicht über unsere finanziellen Verhältnisse.[40] Zwar reden wir am Beginn einer Partnerschaft viel über unsere Gefühle und unsere Verliebtheit, über vergangene Kränkungen und unsere Erwartungen hinsichtlich der neuen Beziehung. Es fällt uns aber schon schwerer, über sexuelle Phantasien zu sprechen und dem anderen unsere Wünsche mitzuteilen. Doch das große Tabuthema ist das Geld. Wir ahnen instinktiv, dass hier viel Sprengstoff enthalten ist und mogeln uns meist an dieser Problematik vorbei.[41]

Gleich zu gleich gesellt sich gern

Wichtig für ein Gelingen einer Partnerschaft ist, dass der Partner hinsichtlich des Geldes halbwegs ähnliche Auffassungen hat. Es ist wichtig, dass beide diesbezüglich übereinstimmende Ziele haben. Wie stark sonst die Konflikte werden können, erlebte ich bei einem meiner Patienten. Dieser war mit einer Frau verheiratet, die gern essen ging und verreiste. Sein Lebenstraum bestand jedoch darin, ein Haus zu kaufen. Von Kindheit an hatte er davon geträumt. Es war sein Urwunsch und er sprach immer wieder davon, dass er ohne eigene Immobilie nicht glücklich werden könne. Entsprechend heftig waren die Streitigkeiten, wenn die Ehefrau wieder einmal großzügig einkaufte.

Hinter den Zielkonflikten in einer Ehe verbergen sich natürlich sehr oft unterschiedliche Charaktereinstellungen. Ein Beispiel mag dies verdeutlichen: Eine Beamtin lebt mit einem sehr sparsamen Mann zusammen, der nicht nur mit Geld, sondern auch mit Worten, Geschenken und Aufmerksamkeiten zurückhaltend ist. Der Philosoph *Georg Simmel* schreibt hierzu, der Geiz sei die Gestaltung des Willens zur Macht, wobei sich das Machtgefühl durch das Nichtausgeben des Geldes ergibt.[42] Wir ahnen, dass solche Geldeinstellungen tief mit dem Charakter des Betreffenden verbunden sind. Ein extrem sparsamer Mensch wird daher nie mit einer ausgeprägten Genießerin harmonieren. Sie wird ihn als geizig, er sie als Verschwenderin empfinden. Schnell fühlt sich dann der Ehemann als der ewige Draufzahler und wird jede ihrer Geldausgaben mit der Frage kommentieren: „*War das wirklich nötig?*" Doch auch wenn beide halbwegs übereinstimmende Einstellungen hinsichtlich des Geldes haben, kann es Konflikte geben. Das Geld fordert Konflikte regelrecht heraus. Es ist ein universelles Machtmittel, weil es eine an sich bedeutungslose Substanz ist. Geld erhält erst durch uns seinen Wert. Georg Simmel meinte deshalb einmal, durch das Geld würden wir unser eigenes Ich erweitern. Geld stimuliert unsere Allmachtswünsche und hilft uns, unsere Wünsche zu realisieren. Da wir – so *Erich Fromm* – in einer Welt des Habens leben, besteht immer die Gefahr, dass wir uns auch über Geld definieren.

Welche Bedeutung das Geld in einer Beziehung gewinnt, hängt natürlich in einem starken Maße von den Charakteren der Partner ab. Man hat bei wissenschaftlichen Studien die seelische Einstellung zum Geld erforscht und ist zu verschiedenen Typisierungen gelangt. Beispielsweise gibt es die Aktivisten (24 %), den Geldausgeber-Angeber (1,3 %), den vorurteilsvollen Langeweiler, der nach einer ruhigen Ehe strebt und sich anpasst (2,2 %) sowie den modebewussten Narzissten mit 7,8 %.

Jeder von uns hat persönliche Kategorien, um das Geldverhalten anderer Menschen einzuschätzen. Das zeigt sich vor allem bei der Partnerschaftssuche. Wir ahnen, dass das Geldverhalten immer das Symptom einer bestimmten Lebenseinstellung ist. Es sagt schon sehr viel über einen Mann aus, wenn dieser nach einer Verabredung mit einer Frau seine Brieftasche zückt und dann dem Kellner ein üppiges Trinkgeld zahlt. Oder wenn ein anderer schon beim ersten Treffen genau errechnet, was sein eigener Anteil ist und dem Kellner dann 10 Cent Trinkgeld gibt. Dieses Geldverhalten gibt uns einen Vorgeschmack darauf, wie das Zusammenleben mit solchen Männern sein wird. Nun steht bei den heutigen jungen Frauen das Geld in seiner Bedeutung für das Lebensglück erst an achter Stelle. Sie halten Gesprächsfähigkeit, Humor und Hilfsbereitschaft für wichtiger. Junge Frauen haben heutzutage eher Schwierigkeiten vom Partner Geld anzunehmen, da sie immer befürchten, dann in eine Abhängigkeit zu geraten. Sie wollen der Machtfalle entgehen und möglichst ihre finanzielle Unabhängigkeit bewahren. Das war auch die Einstellung einer guten Freundin, die vor kurzem eine Partnerschaft begann. Der Mann ist ein leidenschaftlicher Radfahrer und wollte seiner neuen Liebe ein Fahrrad schenken, um so die Basis für ein ungetrübtes Radlerglück zu legen. Da sie nur eine Teilzeitstelle hat und noch einen Sohn versorgen muss, wäre ihr diese Ausgabe eher schwergefallen. *„Ich habe damit Schwierigkeiten, ich war immer eigenständig“,* – betonte sie und ließ sich erst durch das Angebot überreden, auch etwas für den Partner zu tun. Sie wollte sich das Fahrrad verdienen und hatte gewissermaßen das Modell eines Liebeskontos im Kopf.

Ich suche einen Millionär

Ein Liebeskonto existiert vor allem dann, wenn sich eine junge Frau einen reichen Mann sucht. Es gibt junge Frauen, die vom Geldbeutel eines – meist älteren Mannes – so stark beeindruckt werden, dass dieser regelrecht Macht über sie ausübt. Eine 37-jährige Ärztin sagte mir vor einiger Zeit: *„Wenn ich suche, dann muss es schon ein Mann mit Geld sein... Ich will verreisen, will nicht immer auf das Geld achten. Ich habe so viele Sorgen in der Praxis und brauche einen Mann mit Geld.“* Bei der Partnerschaftssuche, die sie über Anzeigen betrieb, achtete sie immer darauf, dass der Mann das richtige Auto fuhr und sie in das richtige Restaurant einlud. Natürlich musste er dann auch die Rechnung bezahlen. Inzwischen hat sie reich geheiratet.

Bei einer solchen Konstellation muss man sich natürlich zwei Fragen stellen. Welchen Preis bezahlt eine Frau dafür, dass sie einen Mann mit Brieftasche wählt? Welchen Machtvorteil hat er? Denn eines ist klar: bei einer so materiell ausgerichteten Liebe bekommen wir nichts umsonst. Die Gefahr einer solchen Partnerschaftswahl besteht darin, dass wir die Machtbalance nicht mit der genügenden Aufmerksamkeit und Selbstachtung kontrollieren können. Weil uns der Lebensstandard sehr viel wert ist, lassen wir manche Charakterzüge des Partners durchgehen, die wir sonst monieren würden. Und schon hat der reiche Partner einen Machtvorteil, den er instinktiv spürt und immer ausnutzen wird. Wo die Gelegenheit zur Macht besteht, kommt es fast unweigerlich zu einem Machtmissbrauch, weil die Kontrolle der Macht fehlt. Das wissen natürlich die meisten Frauen und sind sehr selbständig. Doch *Colette Dowling* hat schon vor Jahren festgestellt, dass auch emanzipierte Frauen den Wunsch hätten, sich an eine starke Schulter anzulehnen. Ist es dann nicht sinnvoll, einen reichen Mann zu heiraten? Einen, der zumindest genügend Geld nach Hause bringt, so dass man selbst gelegentlich eine berufliche Auszeit nehmen kann? Sind nicht auch deshalb Männer mit Geld attraktiver? Das ist jedenfalls die Meinung des Soziologen Schuller. Für ihn sind Männer mit Geld erotisch, da sie Macht ausstrahlen. Ein sehr gutes Beispiel dafür ist die Ehe zwischen *Jaqueline Kennedy* und *Onassis*. Sie wollte beschützt werden, nachdem ihr Mann umgebracht worden war und sie wollte versorgt werden. Er hatte das Geld und die Macht und bekanntermaßen verlief diese sachliche Beziehung nicht sehr glücklich. Onassis beschimpfte sie immer wieder und lag dann in den letzten Monaten seines Lebens im Krankenhaus, wo er einsam starb, weil Jaqueline gerade wieder einmal in New York weilte.

Das war eine typische Versorgungsehe – wie so viele Beziehungen im vorgerückten Alter. Aus solchen Ehen lernen wir eines: Es ist verhängnisvoll, wenn wir die Liebe zu sehr versachlichen. Angesichts der vielfältigen Machtkonflikte mag es zwar als naheliegend erscheinen, wenn wir eine Ehe als einen nüchternen Vertrag ansehen. Wo es keine großen Gefühle gibt, kann man nicht enttäuscht werden - mag man denken. Doch der Wunsch nach Anerkennung und Zärtlichkeit ist auch in Beziehungen übermächtig, die aus nüchternen Erwägungen heraus geschlossen wurden. Im Allgemeinen sind sich die Betreffenden nicht darüber im Klaren, dass sie doch Liebe, Fürsorge und Anerkennung suchen und da dies nicht zum Vertragsgegenstand gehörte, dürfen solche Gefühle nicht offen angesprochen werden. Es gibt natürlich Beziehungen, wo beide so reserviert und distanziert sind, dass eine Beziehung auf der Ebene einer Wohngemeinschaft funktioniert. Doch fast immer beginnen sich die verdrängten Wünsche zu regen, hinterlassen die kleinen Kränkungen immer größere Wunden und ein mörderischer Machtkampf beginnt. Deshalb sind Frauen in solchen Geldbeziehungen vor allem dann glücklich, wenn sie sich scheiden lassen. Die Ehefrau von *Donald Trump* bekam 25 Millionen, 2 Häuser, Juwelen und Aktien. Für den Normalbürger sieht die Trennungsrealität natürlich anders aus. Etwa zwei Drittel der Frauen, die einen Anspruch auf Trennungsunterhalt haben, erhalten keine Zahlungen. Und noch schlechter geht es den wenigen anspruchsberechtigten Männern: Etwa 90 % von ihnen bekommen kein Geld von ihrer Exfrau.

Die Suche nach einem reichen Mann, einer reichen Frau...

Die Suche nach einem reichen Mann ist in gewissen Kreisen heute durchaus gesellschaftsfähig. Es gibt in Amerika mittlerweile Kurse, in denen man lernen kann, sich einen Millionär zu angeln. Beispielsweise lernt man dort aufzutreten, wo Millionäre sind. Doch eines wird sofort vermittelt, wer wirklich einen Millionär sucht, darf auf gute Charaktereigenschaften nicht den größten Wert legen. Und man muss bereit sein, auf eigene Machtansprüche weitgehend zu verzichten. Wer das Geld hat, hat die Macht…

Nun ist es verpönt, wenn sich Frauen einen reichen Mann suchen. Doch wenn Männer reiche Frauen heiraten, um dann ihre Lebensträume zu verwirklichen, ist dies legitim. *Gerhard Hauptmann* heiratete eine Bankierstochter, auch *Thomas Mann* heiratete reich ein, *Honoré de Balzac* heiratete die reiche *Gräfin von Hanska* und selbst *Nietzsche* und *Schiller* waren immer auf der Suche nach einer reichen Frau. Doch vergnüglich ist das Zusammenleben mit einer reichen Frau meist nicht. Zu sehr spüren die Männer, dass sie im finanziellen Bereich keine gleichwertigen Partner sind. Deshalb klagte auch ein Patient, der eine reiche Frau geheiratet hatte: *„Ich lebe in tollen Verhältnissen. Ich wohne in einer Villa, habe Personal, werde verwöhnt von vorn bis hinten. Aber ich lebe wie auf Abruf. Meiner Frau gehört alles und ich habe das immer im Unterbewusstsein. Ich trumpfe nie auf, ich werde nie laut, ich widerspreche ihr selten. Denn sie hat die Macht mich rauszuwerfen. Und das wäre wie die Vertreibung aus dem Paradies."*

Wir sehen hier eine Problematik, die zum Kern jeder Machtauseinandersetzung gehört. Der ärmere Partner ist vom reichen Partner abhängig, denn eine Trennung würde bedeuten, dass er auf viele Annehmlichkeiten des Lebens verzichten müsste. Dies macht ihn erpressbar, denn er kann die Beziehung nicht beenden, wenn er sie als unerträglich empfindet. Dies spürt der reiche Partner genau, was ihn leicht zu kleinen Respektlosigkeiten veranlasst. Die Machtkontrolle versagt, Konflikte dürfen nicht offen ausgetragen werden. Meist wird dann nach außen die Form gewahrt, die Fassade einer guten Ehe aufrechterhalten, während in Wirklichkeit ein heftiger Machtkampf tobt.

In vielen Zeitschriften ist die Ehe zwischen einem Millionär und einer ärmeren jungen Frau der Stoff, aus dem der Traum eines paradiesischen Lebens gewebt wird. Doch in der Realität enden solche Beziehungen meist in einem Machtkampf. Wenn die Geldmacht zu ungleich verteilt ist und die Geldinteressen zu sehr im Vordergrund stehen, muss damit gerechnet werden, dass im Konfliktfall jene Liebesenergie fehlt, die für einen Einigungsprozess unerlässlich ist. Allerdings ist diese Problematik auch in gewöhnlichen Ehen vorhanden, in denen einer mehr verdient als der andere. Im Durchschnitt verdienen die deutschen Männer drei Viertel des Familieneinkommens. Sie haben noch immer die klassische Rolle des Ernährers inne, sie garantieren den Lebensstandard. Die Frage stellt sich, welche Auswirkungen dies auf die Ehe hat. Zunächst drängt sich geradezu die Vermutung auf, dass der Ernährer auch über die meiste Macht innerhalb der Familie verfügt. Verschiedentlich wurde dieser Eindruck durch Studien bestätigt: Wer das meiste Geld verdient, trifft auch die meisten Entscheidungen in der Familie, und je größer der Abstand zwischen den Einkommen, desto mehr Kontrolle übt der Besserverdienende aus. Der Wahrheitsgehalt dieser Formel „Geld ist Macht“ zeigte sich in einer neueren Untersuchung der Zeitschrift Eltern. 2254 Schüler im Alter von sieben bis 16 Jahren wurden gefragt, wer in der Familie das Sagen haben. Das Ergebnis war eindeutig. Meist sei es der Vater, erst an zweiter Stelle Mutter und Vater gleichzeitig. Die Finanzexpertin *Tatjana Rosendorfer*, die auch die Studie Kinder und Geld betreut, kommentierte: *„Wer das Geld heimbringt, hat das Sagen. So ist das immer noch.“*

Der Kampf um Anerkennung

Nur jede dritte Frau verdient genauso viel wie ihr Mann oder mehr. Sind also die Frauen noch immer das ohnmächtige Geschlecht? Sie sind schwach, wenn sie den Haushalt versorgen und sich um die Kinder kümmern. Viele Hausfrauen haben dann das Gefühl, dass ihre Arbeit nicht genügend gewürdigt wird. Männer haben oft keine Ahnung wie anstrengend die Kindererziehung ist und wie viel Mühe es kostet, den Haushalt zu führen. Gelegentlich machen sie eine spöttische Bemerkung und lassen durchblicken, dass man das doch alles mit links machen könne. Die Frauen sind dann zu Recht verletzt. Sie kämpfen um Anerkennung und es besteht die Gefahr eines untergründigen Machtkampfes. Doch solche Kränkungen werden oft nicht zugegeben, sondern führen zu einer Entwertungsneigung. Kommt also der uneinfühlsame Ehemann nach Hause und erzählt vollmundig von seinen Erfolgen in der Firma, wird die gekränkte Ehefrau in Zukunft schweigen. Oder sie wird gekonnt das Selbstwertgefühl ihres Mannes untergraben. Berichtet dieser von Konflikten am Arbeitsplatz, so wird sie nur lakonisch fragen, ob er denn auch seinen eigenen Anteil daran erkannt habe.

Es ist mein Geld

Wenn der Mann der alleinige Geldverdiener ist, besteht immer die Gefahr, dass er selbst das Gefühl hat, es handle sich um sein Geld. Das kann lange Zeit gut gehen, bis im Streitfall auch das Geld zur Waffe wird. Eine Patientin beklagte sich: *„Mein Mann ist sehr großzügig mit dem Geld. Aber wenn es zwischen uns kriselt, dann bewilligt er mir die Ausgaben nicht mehr. Als ich kürzlich die Putzfrau zweimal in der Woche engagieren wollte, damit sie einen Frühjahrsputz durchführt, hat er dies abgelehnt. Das wäre nicht nötig, das wäre Geldverschwendung. Er wollte mich damit nur demütigen, weil ich ihn am Abend zuvor gekränkt habe. Ich hatte ihm gesagt, er müsse effizienter arbeiten, damit er schneller nach Hause kommen könne.“*

Geld regiert die Welt – heißt es in einem Sprichwort. Dies bedeutet aber nicht, dass automatisch der Mehrverdiener die Macht in der Beziehung hat. So sagt auch *Michel Foucault*, die Macht sei nie und ganz auf einer Seite. Nie sei es so, dass einer gar keine Macht habe.

Die Machtverteilung in Beziehungen ist immer kompliziert. Das mussten vor allem die Geld-Forscher erkennen. Sie vermuteten ursprünglich, dass der Besserverdiener auch die meisten Konsumentscheidungen trifft. Doch die Untersuchungen der letzten vierzig Jahre haben gezeigt, dass mehr als die Hälfte aller Kaufentscheidungen gemeinsam von Frauen und Männern getroffen wird. Bei der anderen Hälfte entscheiden Männer mit 52 % geringfügig mehr als Frauen (48 %) Beide Rollenpartner haben also in etwa das gleiche Gewicht beim Geldausgeben. Und auch die Geldverwaltung ist fast demokratisch zwischen Männern und Frauen aufgeteilt. Die Untersuchungen zeigen, dass in der BRD die meisten Paare das Geld weitgehend oder völlig zusammenlegen. Außerdem wird das Geld eher von den Frauen als von den Männern verwaltet. Das ist auch gut so, denn Frauen sind beim Geld häufig geschickter. Vor allem in Notzeiten verstehen sie es, mit sehr wenig Geld auszukommen und trotzdem die Familie zu ernähren. Selbst an der Börse sind Frauen oft erfolgreicher. Zwar haben sie weniger Ahnung von Finanzgeschäften als Männer. Nur 34 % aller Frauen wussten bei einer Umfrage, was der Begriff Rendite bedeutet. 41 % zuckten mit den Schultern und bekundeten ihr Nicht-Wissen. Dieses sorglose Eingeständnis ihrer Wissenslücken zeigt, dass die Ahnungslosigkeit in Finanzfragen vor allem bei Frauen gesellschaftlich akzeptiert ist. Männer sind im Finanzwissen den Frauen weit überlegen. Das zeigte auch eine Umfrage der Sendung Telebörse. Sie ergab, dass knapp die Hälfte der Frauen sich nicht für das Thema Geld interessieren. Unter den befragten Männern zeigten sich dagegen nur 26 % desinteressiert. Doch das bedeutet nicht, dass die theoretisch versierten Männer den Frauen in der Praxis überlegen sind. Ironisch könnte man meinen, Männer sind Theoretiker, Frauen erfolgreich in der Praxis. Studien, wie sie auf der Webseite ‚Frauen sind die besseren Anleger' beschrieben sind, zeigen deutlich, dass Frauen häufig besser in der Lage sind, das Geld zu vermehren. Sie sind nicht so spekulationsbereit, ‚zocken' weniger und vermeiden daher Verluste.

Männer und Geld

Frauen verfügen offensichtlich über eine wesentlich entspanntere Einstellung gegenüber dem Geld. Die US-Psychologin *Kathleen Gurney* meint, dass Geld für Frauen Sicherheit und Autonomie bedeutet. Für sie sei das Geld eher Mittel zum Zweck und nicht wie – oft bei Männern – der Zweck selbst. Männer würden das Geld oft mit Macht und Kontrolle gleichsetzen. Das zeigt sich eindrücklich an der Trias von Schweigen, Kontrolle und der Überschätzung des Geldes.

Männer 1: Macht durch Verschweigen

Eine wirkliche Partnerschaft ist nur möglich, wenn jeder seine Vermögensverhältnisse offen legt und man sich einigt, wie man gemeinsam mit dem Geld umgeht. Möglicherweise einigt man sich, dass jeder für die eigenen Belange aufkommt. Warum soll man nicht getrennte Konten haben, wenn man getrennt lebt. Doch es ist schon absurd, wenn man zusammen wohnt, miteinander schläft, viele Geheimnisse austauscht und dann das eigene Geld zum Tabuthema erklärt. In den letzten Jahren habe ich immer wieder die Erfahrung gemacht, dass insbesondere Männer nicht offen legen, wie viel Geld sie verdienen und wie sie mit dem Geld umgehen. Zwar sind auch die Frauen gewohnt, beim Geld kleine Heimlichkeiten zu haben. Früher war es für Hausfrauen üblich, dass sie die Rabattmarken sammelten und sich ein Extra-Taschengeld sicherten. Oder sie kauften besonders günstig ein und legten sich dann Geld zurück. Doch Frauen denken im Allgemeinen zu sehr in Beziehungsstrukturen und haben nicht vor, Geld im großen Stil zu verheimlichen. Es ist mehr das Machtdenken der Männer, das sie dazu führt, in diesem Bereich zu mauern. In meine Praxis kommen immer wieder Männer, die ihrer Partnerin keinen Einblick darüber geben, wie viel sie verdienen. Zwei Beispiele mögen dies verdeutlichen:

Eine 53-jährige Busfahrerin klagt darüber, dass ihr Partner ständig hohe Ausgaben für sich tätigen würde. Sie wüsste nicht, wo das Geld bleibt. Ihr Mann sei ein Geheimnisträger. Sie wisse nicht, wie viel er verdient, er habe es ihr nie gesagt. Er habe ein Schließfach bei der Bank, wo auch die Kontoauszüge lagern. Dagegen wüsste er genau, was sie verdient, da er sich immer um alle finanziellen Belange gekümmert habe.

Ein 50-jähriger Mann kommt zu mir, weil er über 100.000 Euro an der Börse verloren hat. Sein Selbstwertgefühl ist entsprechend angeschlagen. Seine Frau wisse nichts von den Verlusten, sie habe sich nie um Aktien gekümmert. Wenn sie fragt, dann sagt er, dass es an der Börse mal rauf und mal runter gehe, so genau könne man den Wert nicht feststellen. Er würde sie beruhigen und hoffe, dass in einigen Jahren der ursprüngliche Wert wieder erreicht sei.

Wenn Männer ihren Frauen keinen Einblick in ihr Einkommen geben, kann dies verschiedene Ursachen haben:

1. Verfügungsmacht: Männer wollen über das eigene Geld vollständig selbst entscheiden. Einer der Männer spielte regelmäßig an der Spielbank, machte hohe Schulden und wollte seiner Frau nichts darüber erzählen.
2. Autonomiemacht: Diese Männer wollen zwar mit Frauen schlafen und eine Partnerschaft eingehen, aber eine wirkliche Verbindung streben sie nicht an. Ihr Wunsch nach Nähe ist sehr begrenzt und das zeigt sich vor allem beim Geld. Der Philosoph *Hegel* sah in der Ehe die freiwillige Einwilligung zur Aufgabe der Persönlichkeit. Erst das Verschmelzen zweier Menschen zu einer Einheit mache eine Ehe aus. Nun muss man diese sehr klare Einschätzung von Hegel nicht teilen und nicht jeder wird in der Liebe eine Verschmelzung anstreben. Aber eines ist doch klar: In einer Partnerschaft müssen zwei Menschen ein gemeinsames soziales Gebilde schaffen. Dazu zählen Absprachen, Zukunftsvorstellungen, gemeinsame Pro-

jekte und auch Gespräche über das Geld. Wer hier überhaupt nicht bereit, ist sich finanziell zu offenbaren, sollte nicht heiraten. Es gibt in der Paartherapie einen Grundsatz: Wenn ein Partner über Monate hinweg nicht berührt werden will, ist die Ehe am Ende. Es handelt sich dabei um ein dermaßen massives Distanzmanöver, dass jede Ehe daran scheitern muss. Doch genau dies passiert im übertragenen Sinne, wenn jemand beim Geld mauert. Solche Männer wollen keine Nähe, keinen wirklichen Austausch. Sie wollen nur eine Beziehung, die eigentlich einer Freundschaft ähnelt – aber selbst in einer guten Freundschaft redet man über Geld. Solche Männer wollen nicht, dass aus zwei verliebten Menschen ein WIR entsteht. Wenn man einen solchen Menschen heiratet, gibt es unweigerlich Streit.

3. Die Macht des Patriarchen: Eher selten trifft man heutzutage noch die Patriarchen an, die davon überzeugt sind, dass sie einer Frau keine Rechenschaft hinsichtlich des Geldes schuldig sind. Das sei Männersache. Bereits die Forderung der Frauen, sie wollten Auskünfte über das Geld, empfinden sie als Zumutung.

Noch heute wissen ein Drittel der Frauen nicht, wie viel ihr Mann verdient.[43] Vor allem für Ehefrauen, die nicht berufstätig sind, ist es schwierig, etwas über das genaue Einkommen ihrer Männer zu erfahren. So ist es auch zu erklären, dass es Gesetzesinitiativen gibt, die dem nicht erwerbstätigen Ehegatten ein Auskunftsrecht über das Einkommen des anderen Ehegatten gewährleisten sollen. Doch ein Recht auf Einsicht der Bankbelege wird es auch weiterhin nicht geben.

Männer 2: Macht durch Kontrolle

Am häufigsten äußert sich die Macht der Männer darin, dass sie Geldausgaben kontrollieren. Sie kommentieren die wöchentlichen Haushaltsausgaben („Ich habe Dir doch kürzlich 50 Euro gegeben, warum kommst Du damit nicht klar") und stellen ständig skeptische Fragen nach dem Konsumverhalten der Frauen („Ist dieser Pullover neu, was hat er gekostet?") Eine 45-jährige Angestellte, die sich in den ersten beiden Jahren ihrer Ehe um das gemeinsame Kind gekümmert hat, schilderte: *„Mein Mann war lange Alleinverdiener. Er war großzügig, aber er hat immer die Kontoauszüge geprüft. Er wollte wissen, warum das Brot so teuer ist, das ich im Bioladen kaufte. Oder er wollte wissen, warum ich mir so oft Hosen kaufe. Ob das normal sei. Seine Fragen empfand ich als eine schlimme Kontrolle. Ich konnte das nicht mehr hören und habe darauf bestanden, dass wir die Konten trennen. Er war der Ansicht, ich könne mir immer Geld von dem Konto nehmen. Aber es war sein Konto. Ich wollte nicht mehr Bittstellerin sein. Ich eröffnete also ein eigenes Konto und er überwies mir mein vereinbartes Taschengeld und Haushaltsgeld."*

Eine andere Frau berichtete mir empört, ihr Mann habe ihr geraten, ein Haushaltsbuch zu führen: *„Ich bin doch nicht seine Dienstmagd, die er kontrollieren kann. Da kommt er ständig und weist mir nach, wo ich etwas billiger bekommen hätte. Nein, nein. Mit mir nicht. Ich habe ihn zum Einkaufen geschickt, damit er selbst sieht, wie teuer alles ist. Danach war er viel ruhiger."*

Die Kontrolle der Geldausgaben ist vor allem ein Problem der Männer. 65 % der Männer geht die vermeintliche Verschwendungssucht der Frauen auf die Nerven. Doch auch 35 % der Frauen stören sich an den zu hohen Ausgaben der Männer. Männer beklagen daher die permanente Geldkontrolle, wenn sie mit einer dominanten Frau zusammenleben. Einer meiner Patienten – ein 47-jähriger Lehrer – klagte: *„Ich sollte immer ein Ausgabenbuch führen. Das musste bis auf den Pfennig stimmen. Sie hat das immer nachgerechnet. Das gab immer Ärger. Sie hat mich versucht zu ändern. Ich blieb aber stur und habe mir gesagt, ich lasse mich von dieser Frau nicht unterkriegen."*

Damit beim Geld nicht zu starke Konflikte entstehen, hat sich in den meisten Partnerschaften die Dreierkonten-Variante bewährt.

Jeder hat ein eigenes Konto für seine persönlichen Ausgaben zur Verfügung. Die Miete, regelmäßige Ausgaben für den Haushalt, das Auto, Versicherungen und Reisen werden dann vom gemeinsamen Konto abgebucht. Solche Regelungen erweisen sich vor allem auch dann als sinnvoll, wenn sich die Ehefrau um den gemeinsamen Nachwuchs kümmert und schnell den Eindruck bekommt, dass der Ehemann bei den Geldgesprächen auch ihre Tätigkeit entwertet.

Männer 3: Die Überschätzung des Geldes

Männer überschätzen im allgemeinen das Geld, vor allem im fortgesetzten Alter stellt sich bei ihnen häufig das Dagobert-Syndrom ein. Man glaubt nicht mehr an Ideale und die Liebe und wird - wie Dagobert - mehr vom Geld als von aufregenden Lebensereignissen - vor allem Erlebnisse mit Frauen - erregt. Für das Selbstbewusstsein der Männer spielt das Geld eine wesentlich größere Rolle als für Frauen. Das hängt natürlich auch mit der Rolle des Mannes als Ernährer der Familie zusammen. Noch immer definieren sich Männer im Wesentlichen über ihre Berufstätigkeit und die finanzielle Versorgung der Familie. Zwar haben Männer in den letzten Jahrzehnten zunehmend die Bedeutung des Familienlebens und der Kindererziehung erkannt. Doch angesichts drohender Arbeitslosigkeit und finanzieller Zukunftsängste fühlen sich Männer wieder stärker für die finanzielle Absicherung verantwortlich. Es ist ihr Beitrag zum Familienleben, der oft nicht genügend erkannt und gewürdigt wird. Eine einfühlsame und kluge Ehefrau berichtete mir kürzlich in einer Therapiestunde: *„Ich bin ja immer sauer, wenn mein Mann so spät von der Arbeit kommt. Er versteht das nicht. Denn es ist offenbar für ihn eine Liebeserklärung, wenn er viel Geld verdient. Dann fühlt er sich wichtig. Das ist seine Aufgabe und dafür will er gelobt und bewundert werden. Es ist ja tragisch: Da ackert mein Mann mehr als neun Stunden am Tag, keiner von uns bekommt es richtig* *mit, nur die abstrakten Zahlen auf dem Kontoauszug zeigen, wie wichtig sein Beitrag ist.“*

Wenn Frauen mehr Geld verdienen

Dass für Frauen das Geld eine andere Bedeutung hat als für Männer, zeigt sich vor allem dann, wenn er arbeitslos ist. Männer sind dann oft sehr leicht gekränkt und weil das die meisten Frauen spüren, versuchen sie, das Selbstwertgefühl der Ehemänner zu stützen, indem sie aus ihrem Geld keinen Statusgewinn ableiten. Sie berichten wenig über das Geld, verharmlosen ihre eigene Bedeutung in der Familie.

Wie unterschiedlich Männer und Frauen das Geld in der Beziehung bewerten und daraus Macht ableiten, hat auch eine Befragung von *Jan Pahl* mit 1200 Paaren ergeben. Sie stellte fest, dass das von den Frauen verdiente Geld von den Männern eher als Zuverdienst (als ‚Soße' im Unterschied zum männlichen ‚Brot') angesehen wird. Männer neigen dazu, einen höheren Anteil ihres Einkommens für persönliche Anschaffungen einzusetzen, während Frauen ihr Geld für die persönlichen Bedürfnisse der Familie ausgeben.

Geld: der blinde Fleck

Insgesamt zeigen die bisherigen Untersuchungen, dass es hinsichtlich der Thematik Geld, Liebe und Macht einen regelrecht blinden Fleck in der akademischen Wissenschaft gibt. Erst vor einigen Jahren haben Langzeitprojekte begonnen, die etwas mehr Licht in das Dunkel dieses Konfliktthemas bringen sollen. Eines ist bei den bisherigen Untersuchungen aber bereits deutlich geworden: Es ist nie so, dass einer allein die Macht hat. Der französische Analytiker *Michel Foucault* hat darauf hingewiesen, dass es sich bei der Macht stets um Kräfteverhältnisse handelt. Und in diesem Prozess sind alle Opfer und Täter zugleich. Niemand von uns hat die totale Macht, wir sind gleichzeitig immer auch abhängig vom Partner, dessen Reaktionen. Und es gibt in einer Liebesbeziehung unterschiedliche Ebenen der Macht. Es mag sein, dass Männer teilweise eher über die finanzielle Macht verfügen, doch dies wird häufig überlagert durch die soziale und emotionale Macht der Frauen. Über das soziale Leben (Kinder, Familie, Freunde) entscheiden mehr die Frauen und sie verfügen über eine größere emotionale Kompetenz. Dis bisherigen Untersuchungen verdeutlichen, dass die Bedeutung der emotionalen und sozialen Macht in Familien so groß ist, dass von ihr in starkem Maße auch die Gestaltung der finanziellen Macht abhängt. Konkret bedeutet dies: Es hängt sehr von den individuellen Charakteren und der Partnerschaftsgestaltung ab, welche Machtbedeutung das Geld in einer Beziehung hat.

Macht und gemeinsames Vermögen

Ein Haus zu bauen ist manchmal schlimmer als Heiraten. Das merkt jeder, der sich trennen möchte, nachdem er sich mit dem Partner ein Traumhaus gebaut hat. Wenn der Hausbau vorbei ist, merkt man häufig erst, wie wenig man sich zu sagen hat. Und dann kommt es erfahrungsgemäß oft innerhalb weniger Jahre zu einer Trennung . Doch der Wertverfall des Hauses ist dann noch schneller gewesen als der Verfall der Ehe, meist muss man mit großen Verlusten rechnen, wenn man das Haus verkauft. Zur Ernüchterung über die Ehe kommt dann zusätzlich der finanzielle Verlust, der manchmal so hoch ist, dass sich ein Paar kaum trennen kann. Eine 48-jährige Programmiererin sagte mir: *„Es wäre für uns viel einfacher, wenn wir eine Wohnung hätten. Wir versuchen jetzt schon seit zwei Jahren uns zu trennen. Aber da sind nicht nur die Kinder, da ist auch das Haus. Wir haben es zusammen gebaut und jetzt kommen wir aus den Krediten nicht raus. Wir giften uns mehr und mehr an, es ist eine Machtfalle."*

Doch nicht nur ein Haus kann eine Machtfalle sein, problematisch ist es auch, wenn einer der Partner Wohneigentum in die Beziehung einbringt. Regelrecht typisch ist der ‚Fall' einer 38-jährigen Freundin. Sie wohnte in einer Hinterhauswohnung, als sie einen recht betuchten Architekten kennen lernte. Er stellte ihr gegen einen geringen Mietzins eine seiner Eigentumswohnungen zur Verfügung. Sie fühlte sich in der Wohnung wohl, die sie sich sonst nie geleistet hätte. Doch wenn es Streitigkeiten gab, drohte er damit, sie rauszuschmeißen. Das sagte er nicht offen, er deutete es nur an, indem er fragte, was man dann mit der Wohnung machen werde. Bei allen Konflikten war das Thema allgegenwärtig und sie schwieg zunehmend, um nicht gekündigt zu werden. Sie war erpressbar geworden, das spürte er. Bei all diesen Machtkonflikten reicht meist ein einziger großer Konflikt aus, um das ‚Opfer' einzuschüchtern. Es verinnerlicht dann diese Angst und es genügen sehr kleine Andeutungen, um die Angst und den damit einhergehenden Anpassungsprozess auszulösen.

Worum geht es wirklich

Wenn es Auseinandersetzungen über das Geld gibt, stellt sich immer die Frage: Worum geht es wirklich? Geht es hier vordringlich um sachliche Auseinandersetzungen, um Macht oder um Kränkungen? Werden hier alte Gefühls-Rechnungen beglichen? Ist der finanzielle Zankapfel nicht ein Zeichen dafür, dass man sich nichts mehr zu sagen hat? Unter dem Deckmantel der Finanzen werden dann Forderungen aufgestellt, die aus emotionellen Enttäuschungen gespeist werden. Es fällt oft leichter, Geldforderungen zu stellen als sich die Blöße zu geben, die eigene Bedürftigkeit preiszugeben.

- Oft monieren Männer die Telefonrechnung und regen sich in Wirklichkeit darüber auf, dass die Ehefrauen so lange mit den Freundinnen telefonieren. Zu Recht vermuten die Männer, dass sich ihre Frauen dann auch über ihre Ehen unterhalten.
- Es ärgert ihn, wenn sie mit einer Freundin tanzen geht. Er hat Angst, dass sie dabei auch andere Männer kennen lernen könnte und ist eifersüchtig. Aber das spricht er nicht

an, sondern moniert, dass sie sich wieder neue Schuhe gekauft hat.

- Oder die Ehefrau ist sauer über die distanzierte Art des Ehemannes und kritisiert seine Ausgaben für den Computer, auf den sie so eifersüchtig ist.
- Sie bemängelt seine Ausgaben für einen elektronischen ‚Pfadfinder'. Doch was sie wirklich ärgert ist die Tatsache, dass er dann wieder nicht mit ihr reden wird. Sie kennt schon seine Neigung, während einer Wanderung ständig auf das Gerät zu schauen. Die blinkende und piepsende Technik, die er besser versteht als seine Frau, nimmt ihn voll in Anspruch.

Oft ist jedoch der Zusammenhang zwischen der Frustration und der Geldkritik wesentlich verwickelter. Dann liegen jahrelange Kränkungen und Enttäuschungen vor, es entsteht eine innere Negativ-Bilanz, die es uns schwer macht, uns mit dem Partner zu freuen und ihm etwas zu gönnen. Zum Beispiel können seine Missachtungen und die seltene Sexualität dazu führen, dass sie spöttisch das neue Rennrad kommentiert („Du warst ja immer ein schneller Hecht"). Und er bemerkt zu ihren neuen Kleidern – nachdem er kaum noch Anerkennung von ihr bekommt – nur, sie würden doch recht knapp sitzen. Seine Ehefrau hatte in der letzten Zeit zugenommen …

Du bekommst von mir keinen Pfennig

Die größten Auseinandersetzungen über das Geld gibt es natürlich bei Trennungen. Das Geld eignet sich vorzüglich dazu, dem Partner all das heimzuzahlen, was man erlitten hat. In fast kindlicher Weise wird dem Partner die Quittung für sein neurotisches Verhalten erteilt. Der eigene Anteil wird meist ausgeblendet, es geht nur noch darum, dem anderen zu schaden und ihm möglichst viel Geld aus der Tasche zu ziehen. Natürlich gibt es Trennungen, die einvernehmlich und halbwegs friedlich erfolgen. Vor allem wenn gemeinsame Kinder zu versorgen sind, erinnern sich häufig Eltern an ihre Verantwortung. Doch zu verlockend ist angesichts der großen Enttäuschungen die Möglichkeit, es dem anderen heimzuzahlen. Dieses Verhalten hat große Vorteile:

Der Partner wird wegbeleidigt und ist nun endgültig Gegner. Nach Jahren großer Innigkeit und emotionaler Bezogenheit sind wir innerlich so miteinander verknüpft, dass alle Beziehungsfäden mühsam zerschlagen werden müssten. Auch wenn wir uns schon seit langem voneinander entfernt haben, so verschafft doch die in Jahren entstandene Vertrautheit eine Nähe, die nur schwer aufgehoben werden kann. Durch den Geldkampf gelingt dies mühelos. Außerdem hat man durch den Geldkrieg den Vorteil, die eigenen Trauergefühle nicht zu spüren. Jede Trennung ist immer auch ein Scheitern unserer Liebeshoffnungen, wir müssen viele Gefühle endgültig zu Grabe tragen, die wir am Anfang der Beziehung als so beglückend und wärmend empfunden haben. In der Trauerphase nach der Trennung spüren wir deutlich, dass auch die gescheiterte Beziehung ihre guten Seiten hatte, dass es viele glückliche Momente gab. Vielleicht haben wir es selbst nicht verstanden, das Glück festzuhalten, haben die Zeichen der zunehmenden Entfremdung nicht deutlich genug gesehen. Jedenfalls ist jede Trennung immer ein tragischer Vorgang, auch wenn wir ihn letztlich als Befreiung empfinden. Doch solche besinnlichen Gefühle würden uns bei einer radikalen Trennung stören und so ermöglicht uns der Geldkrieg, alle Brücken zunächst abzubrechen.

Beide Seiten sind bei einer Trennung oft sehr verbittert und sinnen auf Rache. Frauen nehmen sich dann vor, ihren Mann bluten zu lassen. Sie sind verletzt, dass er sie für eine jüngere Partnerin verlassen hat und wollen, dass er für diese Sünde zahlen muss. Und ein Mann sagte kürzlich zu mir: *„Sie wird von mir keinen Pfennig sehen. Ich werde mit meinem Betrieb nur Verlust machen. Und im Notfall gehe ich ins Ausland. Sie hat mich so verletzt, sie bekommt von mir keinen Pfennig.“*

Sexualität hat ja nicht nur mit Liebe zu tun,
mit Streicheln und Lächeln,
sie hat auch etwas mit Gewalttätigkeit zu tun,
mit primitiven Trieben
Maxi Wander

Macht und Sexualität

Nüchtern betrachtet geht es bei dem ehelichen Machtpoker immer um die Frage, was denn eine Frau einem Mann (und umgekehrt) zu geben hat. Was wollen Männer, was wollen Frauen? Für die Beantwortung dieser Frage nützt die globale Antwort ‚Liebe' wenig. Jeder will geliebt werden, doch was bedeutet dies konkret? Aus der Analyse von hundert Partnerschaften konnte ich drei Hauptbedürfnisse der Männer herausfiltern:

Männer möchten Anerkennung, Versorgung und Sexualität. Sie erwarten Anerkennung für ihre beruflichen Anstrengungen (auch wenn sie dann mitunter sehr spät nach Hause kommen), aber auch für ihre handwerklichen Aktivitäten, denn für sie ist es ein Liebeswerben, wenn sie fürsorglich das Auto ihrer Frau reparieren oder die Wohnung tapezieren. Frauen verstehen es oft nicht, dass der Austausch des Vergasers eine Liebeserklärung ist. Und Männer wollen heutzutage noch gern bekocht werden, für sie bedeutet eine perfekte Ehe häufig, dass ihre Hemden gebügelt und die Socken geordnet im Schrank liegen. Und dann sehnen sich die Männer nach Sexualität. Im Liebesbereich sind sie oft sprachlos, sie kennen vor allem die körperliche Annäherung, die Entspannung bei der Sexualität. Demgegenüber stehen für Frauen Verständnis, Kooperation und Zärtlichkeit im Vordergrund. Frauen sind wesentlich mehr als Männer auf das Gespräch, auf Verständnis, das seelische Schwingen mit dem Partner sowie auf Teamarbeit angewiesen und suchen im Bett eher nach Zärtlichkeit, nicht nur nach Sexualität.

Sexentzug als Machtmittel

Jeder Machtkampf beinhaltet, dass ich dem anderen das vorenthalte, was er sich wünscht und es ihm nur dann gebe, wenn ich wiederum meine Ansprüche durchsetzen kann. Dies bedeutet für Frauen, dass sie zunächst bei der Anerkennung sparsamer sind, dann die Sexualität einstellen und schließlich die Versorgung beenden. Und die Männer reden immer weniger und reagieren empfindlich auf die Aufforderung, man müsse mal wieder miteinander sprechen.

Noch vor einigen Jahrzehnten empfanden Frauen bei der Sexualität so wenig, dass dieser Bereich für sie ein geeignetes Machtmittel war. Bis in die Neuzeit hinein haben nicht nur Kirchengelehrte bestritten, dass Frauen zur sexuellen Lust fähig seien und sie als reines Lustobjekt der Männer betrachtet. So fühlten sich auch viele Frauen, die dann die wöchentlichen Pflichtübungen über sich ergehen ließen und dabei oftmals an den zu erledigenden Eintopf dachten. „Bist Du jetzt fertig?" – war eine Standardfrage, die jene Erleichterung verdeutlichte, dass sie diese ekelhafte Übung endlich hinter sich hatten. Es ist heute Allgemeingut, dass Frauen sexuelle Lust empfinden. Selbstbewusst werben sie sexuell um den Mann und sprechen ihre sexuellen Bedürfnisse an. Dennoch ist auch heute noch die Sexualität ein beliebtes Druckmittel im Ehekampf. 56 % der Frauen, aber nur 27 % der Männer halten nach einer Umfrage der Zeitschrift Freundin im Jahre 2004 den Liebes- und Sexualentzug für eine gerechte Strafe beim Beziehungsstress. Frauen betrachten die Sexualität weniger als ein Triebgeschehen, sondern mehr als ein zärtlich-erotisches Gespräch, eine leidenschaftlich körperliche Kommunikation. Sie können sich daher häufig Sex immer nur dann vorstellen, wenn die Beziehung stimmt. Sie sind insgesamt mehr an einer Beziehungsverbesserung interessiert als Männer, denn 43 % der Frauen, aber nur 28 % der Männer halten es für möglich, sich selbst oder den Partner zu ändern, um die Beziehung zu verbessern.

Der Blümchensex

Sexualität hat immer auch mit Macht zu tun. Es geht um das Überwältigtwerden, auch darum, den anderen rumzukriegen, ihn zu verführen. Männer führen dies auf die Notwendigkeit zurück, den Widerstand der Frauen überwinden zu müssen. Allerdings dürfte dieser aggressive Zugriff heutzutage nur noch beim sexuellen Eroberer zu finden sein. Ansonsten haben Männer mit Zärtlichkeiten und etwas Romantik sicher mehr Erfolg bei den Frauen, die sexuell wesentlich aufgeschlossener sind als zu Freuds Zeiten. Dennoch ist ein Zusammenhang zwischen Aggression und Sexualität sicherlich richtig. Die Aggression gehört zu jenen Eigenschaften, die zur Entfaltung der Persönlichkeit wichtig sind. Wenn wir fähig sind uns durchzusetzen, spüren wir die Lebendigkeit dieser Kraft auch in den ruhigen Momenten des Lebens. Nur schwer gehemmte Menschen haben keinen Zugang zu dieser Aggression. Sie sind zu lieb, zu brav, sie wirken oft wie ein kräftiger Riese, den man in Ketten gelegt hat. Deshalb macht die Sexualität mit ihnen auch weniger Spaß.

Moderne Psychoanalytiker verwenden heute einen entschärften Aggressionsbegriff. Sie orientieren sich an der Übersetzung des lateinischen ‚aggredi, was so viel wie Herangehen bedeutet. Dies ist auch die Auffassung von Peter Schellenbaum, der über die Sexualität schreibt, sie sei: *„Davonlaufen, hinterher rennen, sich fangen lassen, sich entwinden, locken, zögern, überrumpeln, überlisten, sich ausliefern, miteinander verschmelzen und sich wieder voneinander lösen. Ein großer Teil der erotischen Spannung und sexuellen Lust ist ein nicht unkämpferisches Spiel mit Hingabe und Überwältigung, wobei nie ganz klar ist, welcher Partner und welches Geschlecht gerade der überwältigende und* *welches der sich hingebende Teil ist. Denn eine prickelnde Ehe, eine leidenschaftliche Liebe - das ist immer auch ein permanenter Machtkampf mit unklaren und veränderlichen Grenzen.*“[44] Es geht um kräftige Gefühle, um Affekte, manche beschreiben, dass in der Sexualität auch das Tier in uns ausgelebt werden muss.

Aggression und Hingabe

Wenn Männer von bumsen, ficken und vögeln sprechen, so erinnert dies sehr an Mechanik und Biologie, wenig an Zärtlichkeit und Nähe. Es klingt eher aggressiv, aber es hilft vor allem Männern, ihre Hemmungen zu überwinden. Schon Freud stellte fest, dass Männer ihre Potenz erst dann erreichen, wenn sie ein erniedrigtes Sexualobjekt vor sich haben. Sonst hätten sie vor Frauen zu viel Respekt. Frauen wünschen sich im Bett zwar zärtliche Liebhaber, aber zu viel Respekt wäre sicherlich störend. Seit den Büchern von *Nancy Friday* über die sexuellen Phantasien haben wir einen tiefen Einblick in die Hingabewünsche moderner Frauen gewonnen. Sie wollen aktiv sein, selbstbewusst, sich aber auch als Frau empfinden können. Damit dies möglich ist, empfiehlt die Autorin St. Claire, sie sollten Männer mit Worten anfeuern. [45]

Bei den Büchern von Frauen über sexuelle Phantasien fällt auf, wie sehr sie sich wünschen, einem Mann hilflos ausgeliefert zu sein, der mit ihr alles macht, was er will. Typisch ist folgendes Beispiel: „... dass ich ein unschuldiges junges Mädchen bin, das von einem sinnlichen älteren Mann einen unsittlichen Antrag gemacht bekommt. Er lässt mich in großem Luxus schwelgen... als Gegenleistung für die Überlassung meiner Unschuld und der Bereitwilligkeit, sich jeder seiner Launen zu fügen“. Er bringt sie so weit, dass sie um Sexualität bettelt.[46] Solche Phantasien ermöglichen Frauen, Hingabewünsche zu entwickeln, denn sie tragen für diese Sexualität keine Verantwortung. Doch in der Realität würden sie solche Überwältigung meist ablehnen, auch wenn sich Frauen im Bett oft einen richtigen Kerl wünschen. Ist der Mann aber zu machtbesessen, wird das die Sexualität eher beeinträchtigen. Das ist jedenfalls das Ergebnis einer Studie der Soziologen *J. N. Edwards* und *Alan Booth*. Sie kommen zu dem Ergebnis, dass eine einseitige Machtverteilung in der Ehe die ‚sexuelle Frequenz' senkt. Aufgrund einer repräsentativen Paarbefragung in Toronto schrieben die Forscher im ‚Journal of arriage and the Family', eine von einem Partner beherrschte Machtstruktur senke erheblich die Koitushäufigkeit.[47]

Die Macht im Bett, in der Wirtschaft und der Politik

Wie problematisch das Verhältnis von Macht und Sexualität sein kann zeigt sich vor allem in den Ehen einflussreicher Politiker und Wirtschaftsbosse. Zwar hat der frühere amerikanische Außenminister Kissinger gemeint, Macht sei das höchste Aphrodisiakum. Doch die wahre Leidenschaft dieser Männer liegt in der Arbeit. Die Frauen und die Kinder spielen meist eine Statistenrolle. Das zeigten vor allem die Selbstauskünfte von Ehefrauen erfolgreicher Männer. *Bremer/Vogl* interviewten für ihr Buch „Coping with His Success" Ehefrauen machtgewohnter, erfolgreicher Männer. Ergebnis: die Mehrheit von 67 % der Frauen äußerte sich unzufrieden. Sie gab an, ihr Mann sei ‚durch das hohe Arbeitspensum für Sex einfach zu müde'… Und wenn es dann zur Sexualität kam, würden sie es wie eine Maschine praktizieren, hätten keine Zeit, wären innerlich abwesend.[48] Solche Studien zeigen, dass die Machtposition des Mannes und auch sein Reichtum für die Sexualität nicht wichtig sind. Die Sexualität lebt vor allem von der Liebe, von der Lebendigkeit zweier Menschen. Beide sollten Suchende sein, bestrebt, die eigenen Ideale zu verwirklichen. Das schafft eine lebendige Spannung, die erotisch ist. Das erklärt auch, warum *Sartre*, der mit seinen hervorstehenden Augen und seiner feuchten Aussprache gewiss kein schöner Mann war, eine starke erotische Ausstrahlung auf Frauen hatte.

Die Sexualität als vollendetes Gespräch

Die Sexualität ist in ihrer schönsten Ausprägung vor allem ein Gespräch auf körperlich-leidenschaftlicher Grundlage. Es ist ein Spiel der Erotik, bei der jeder auf den anderen eingeht. Sexualität macht eigentlich nur dann wirklich Spaß, wenn sie kommunikativ ist. Insofern kann es die höchste Form der Erotik sein, wenn wir uns in die Augen schauen und die Hände zart berühren. Wenn sich Verliebte scheu küssen, fallen sie manchmal vor seelisch-körperlicher Erregung fast in Ohnmacht. Häufig rufen die ruhigen, aber intensiven Annäherungen starke Gefühle in uns hervor, die wir manchmal kaum aushalten. Wenn wir zu sehr im Bett aktiv miteinander herumturnen, kann dies manchmal solche Gefühle überspielen. Vor allem in der Pubertät kennen Jungen den Umschlag von Liebe in Aggression, wenn sie das mit Sommersprossen übersäte Mädchen im knappen Bikini begehren und sie dann im Schwimmbad untertauchen, bis sie keine Luft mehr bekommt. Doch die heutige Jugend lernt, dass Partnerschaft vor allem auf Gefühlsverbundenheit beruht und nicht nur auf Sex. Bei jungen Menschen stehen Geborgenheit und Gefühlsintensität wieder hoch im Kurs. Beispielweise zeigen die Untersuchungen des Sexualwissenschaftlers *Klaus M. Beier* von der Humboldt-Universität/Berlin, dass die Jugendlichen zunehmend den Wunsch verspüren, in Beziehungen Vertrauen, Geborgenheit und Sicherheit zu finden. In einer unsicheren Zeit werden Sicherheitsbedürfnisse oft höher eingeschätzt als Triebwünsche. Doch wir müssen einen Ausgleich zwischen beiden Bedürfnissen finden, um im Leben zufrieden zu werden. Das zeigt sich vor allem bei der Sexualität. Sie ist ein Gradmesser dafür, inwieweit wir die beiden Elemente Lebendigkeit und Beständigkeit miteinander versöhnt haben. Denn die Sexualität ist letztlich mehr als Harmonie, Geborgenheit und Vertrauen. Sie ist auch leidenschaftlich, stark und kräftig. Wenn wir zu viel Angst vor dieser Leidenschaft haben, vor der Kraft der Auseinandersetzung, der Intensität des Lebens wird auch der Sex im Laufe der Zeit verarmen.

Gewalt in der Sexualität

Natürlich kann es bei der Sexualität nicht darum gehen, dass wir rücksichtslos unsere Wünsche ausleben und den anderen zum Objekt machen. Sobald sich ein Partner des anderen bedient, um seine Wünsche abzureagieren, ist dies ein Machtmissbrauch. Schon Freud betonte, es liege eine Perversion vor, wenn die aggressive Komponente die Hauptrolle gewinnt und die Neigung besteht, dem Sexualobjekt Schmerz zuzufügen. Allerdings hat sich die Auffassung darüber was zur Perversion zählt und was nicht im Laufe der Jahrhunderte extrem gewandelt. Doch sadomasochistische Praktiken, bei denen ein Partner dem anderen Schmerzen zufügt, sind mit Sicherheit ein Problem, das letztlich einer psychotherapeutischen Behandlung bedarf. Allerdings zeigt das folgende Beispiel, wie schwierig es ist, hier zu einer umfassenden Einschätzung zu kommen. Eine Frau berichtet in einem Buch von *Nancy Friday*, sie habe ihren Partner manchmal gebeten sie zu schlagen, bevor sie miteinander geschlafen hätten: *„Ich schlug vor, dass wir mit dem Schlagen anfangen, um uns sozusagen aufzuwärmen. Ich kann das Gefühl nicht richtig beschreiben, nur, dass mich das Gefühl begeistert hat, hilflos zu sein, und dass er so viel stärker und dominanter ist als ich."*[49] Das mag befremdlich klingen, aber ich höre von solchen Sexualpraktiken in der Therapie häufiger. Welch tieferer Sinn sich in solchen Ritualen erschließt, wurde mir vor allem bei einer 47-jährigen Beamtin deutlich, einer recht herben Frau, die eine schwierige Kindheit hatte. In ihrem verständlichen Streben nach Selbständigkeit, Sicherheit und Überlegenheit wirkt sie oft wie ein Kerl, der die Männer verführt. Sie selbst empfindet dabei wenig. Doch bei ihrem neuen Partner – der sie immer etwas durchprügelt – bekommt sie einen Orgasmus, wird weich, hingabefähig, geradezu ‚fügsam'. Obwohl ich das recht heftige Schlagen auf den nackten Hintern für problematisch halte, ist doch der Sinn deutlich zu erkennen: vor der Sexualität sie geradezu weich zu klopfen, ihr

Überlegenheitsstreben wegzufegen, indem sie sich in einer völlig wehrlosen Situation befindet. Man mag das Schlagen zu Recht als pervers betrachten, aber ich empfinde die Erklärung der Daseinsanalyse immer als richtig, dass es sich bei solchen perversen Handlungen immer auch um einen Hilfsweg zur Sexualität handelt.[50]

Wenn Männer den Schwanz einziehen

Glücklicherweise ist der Anteil sadomasochistischer Handlungen in der Sexualität in der Bevölkerung eher klein. Zwar sollen über 20 % in der Bevölkerung gelegentliche Fesselspiele praktizieren, aber sadomasochistische Praktiken werden nur von höchstens 5 % der Bevölkerung ausgeübt. Von wesentlich größerer Tragweite und Bedeutung sind heutzutage allgemeine sexuelle Probleme, die vor allem Männer in die Behandlung von Ärzten, Beratungsstellen und Psychotherapiepraxen treiben. Sie haben nur sehr selten organische Probleme. Meist lässt sich die Diagnose ‚Hemmung' stellen, wenn Männer beispielsweise unter Erektionsproblemen leiden. Häufig liegen Verunsicherungen vor, wenn beispielsweise ein Mann arbeitslos geworden ist. Verliert er dadurch zuhause die gewohnte Machtposition, führt dies fast unweigerlich zu einem Rückgang seiner Potenz – vor allem wenn seine Frau weiterhin Geld verdient. Eine andere Verunsicherung besteht für Männer darin, dass Frauen heutzutage wesentlich mehr Ansprüche in der Sexualität stellen als früher. Sie wünschen sich ausdauernde Zärtlichkeiten, wollen sogar während der Sexualität reden und möchten im Bett gelegentlich einen richtigen Kerl haben. Kürzlich sah ich im Fernsehen eine Übertragung eines Konzerts von *Udo Jürgens*. Die Frauen waren völlig aus dem Häuschen, als er sang: „… eine Frau wie du braucht keinen Charterfliegerapplaudierer, Dekolleté-Wegseher, Sissiflenner, Lindenstraßenkenner, kein Weichei zum Frühstück, keinen Schonbezügler im Bett." Viele Männer fühlen sich durch diese fast widersprüchlichen Anforderungen überfordert, denn sie sollen ein richtiger Kerl sein und trotzdem einfühlsam, kooperativ und gesprächsbereit.

Die Sexualität eines Paares ist immer ein Spiegelbild der Beziehung. Wenn also ein Partner sexuelle Schwierigkeiten hat, liegt die Vermutung nahe, dass auch ein Machtproblem vorliegt. In den letzten Jahren konnte ich zunehmend beobachten, dass Männer bei dominanten Frauen regelrecht den ‚Schwanz' einziehen und impotent werden. Fordert dann die Ehefrau auch noch die Sexualität ein, fühlen sie sich so unter Druck, dass nichts mehr gelingt. Vor einiger Zeit kam ein 45-jähriger Professor zu mir, der unter ständigen Erektionsproblemen litt. Seine Frau beharrte darauf, sie wolle endlich wieder „richtig" mit ihm schlafen. Er hatte vor jeder Sexualität so große Angst wie ein Schüler vor einer Prüfung. Erst als die Ehefrau ihre Ansprüche zurücknahm und wieder Entspannung im Bett einsetzte, verbesserte sich die Situation. Ich hatte dem Paar verordnet, sie sollten sich im Bett miteinander vergnügen, ohne dass es zum eigentlichen Akt kommen sollte. Schließlich würde das Wort Lust mit der Eigenschaft ‚lustig' zusammenhängen. Jede Verbissenheit würde deshalb das Problem verschärfen. Als beide im Bett wieder miteinander lachten, hatte der Patient spontan eine Erektion. Sein Problem war behoben.

Die Erotik wird überbewertet

Die Bedeutung der Sexualität für die Partnerschaft wird im Allgemeinen sehr überschätzt. *Sigmund Freud* hat einmal gemeint, dass die Sexualität die Religion des 21. Jahrhunderts werden würde. Zumindest ist die Sexualität in den Medien so vorherrschend, dass man ihr kaum entkommen kann. Natürlich gehört zu einer Liebesbeziehung auch der Sex und ich halte es für bedenklich, wenn mir ein Ehepaar berichtet, dass es schon seit Jahren keine Sexualität mehr gegeben habe. Das weist auf eine tiefere Störung in der Ehe hin. Doch im Allgemeinen ist in einer Ehe das Gespräch und vor allem die Kooperation im Alltag wichtiger. Insofern verwundert es nicht, dass bei einer im Auftrag der Zeitschrift Elle durchgeführten Umfrage zwei Drittel der Befragten die Erotik für überbewertet hielten: So glauben nur 26 % der Befragten daran, dass Paarbeziehungen scheitern, weil es sexuell nicht mehr klappt. Natürlich ist die Erotik nicht auf die Sexualität beschränkt. Einer meiner Freunde sagt immer: *„Wir haben zehn Finger, eine Zunge, einen Mund – auch wenn ein Mann Erektionsstörungen hat, ist dies kein Grund, dass wir uns im Bett nicht vergnügen. Und wenn man sich liebt, kann man auch im kleinen Finger einen Orgasmus bekommen."* Wenn die Verständigung in der Ehe klappt, werden beide Partner immer einen Weg finden, um gemeinsam Lust zu empfinden.

Der kränkende Seitensprung

Doch was passiert, wenn die Lieblosigkeiten in einer Ehe zunehmen und die Sexualität eingeschlafen ist? Dann wird zumindest ein Partner über einen Seitensprung nachdenken und sich eventuell außerhalb der Beziehung das holen, was ihm der andere vorenthält. Jedenfalls sind Sexflauten und Lieblosigkeiten des Partners die häufigsten Erklärungen für einen Seitensprung. Zwar meint *Leona Siebenschön* Ehebruch sei kein Beinbruch und es stimmt, dass ein entdeckter Seitensprung in den meisten Ehen nicht zur Trennung führt. In über 70 % wird die Ehe nicht abgebrochen. Doch es fällt schwer, nach einem Seitensprung das Vertrauensverhältnis wieder aufzubauen. Immerhin 34 % der Befragten gaben an, dass sich die Beziehung durch den Seitensprung erheblich verschlechtert hat. Das ist verständlich, denn der Seitensprung ist die stärkste Kränkung, die wir einem anderen zufügen können. Wir machen damit deutlich, wie austauschbar der Partner für uns ist, die Grundlagen der Beziehung sind damit infrage gestellt. Es ist immer ein Drama, wenn trotz aller Vorsichtsmaßnahmen der Seitensprung auffliegt. Betrogene Ehefrauen reagieren dann mit Schlafstörungen, Vorwürfen und Depressionen, Männer werden aggressiv und sinnen auf Rache. Immer ist die Frage im Raum: ‚Was kann sie, was kann er, was ich nicht kann?‘ Der ‚Betrogenen‘ gehen die Bilder nicht mehr aus dem Kopf, wie ER mit seiner neuen Freundin schläft, geradezu zwanghaft beschäftigt sie sich immer wieder mit der Vorstellung, wie sich die beiden geliebt haben. Das ist kränkend, nagt am Selbstwertgefühl, zehrt Kräfte. Oft tobt dann über Jahre ein Machtkampf, der von Vergeltung, Vorwürfen und Anklagen geprägt ist. Um dies zu vermeiden, wird oft empfohlen, dass man einen gelegentlichen Seitensprung nicht offenbaren sollte. Der Beichtzwang derer, die einen Seitensprung begangen haben, kann auch Teil eines Machtkampfes sein. Die Beichte soll verletzen, zumindest den Partner wachrütteln und ist meist die Reaktion auf Lieblosigkeiten, Kränkungen und Vernachlässigungen.

Unfähigkeit zur Treue?

In den letzten Jahrzehnten hielt man es gelegentlich für modern, die Bedeutung der Treue zu hinterfragen. Doch dies ist gefährlich. Die Treue ist in einer Beziehung extrem wichtig, denn sie bedeutet, dass wir dem anderen vertrauen können. Jeder Seitensprung stellt dieses Vertrauen infrage. Das Wesen einer Liebesbeziehung besteht darin, dass wir für einen Menschen das wichtigste im Leben sind, das wir kennen. Wir signalisieren einem Partner, dass er einzigartig und unersetzbar ist. Das Gefühl, etwas ganz besonderes zu sein, stärkt unser Selbstbewusstsein. Lieben bedeutet, dass zwei Menschen eine Sonderbeziehung eingehen und sich inmitten tausender Menschen als zugehörig empfinden. Dies Gefühl der seelischen Verbundenheit wird durch einen Seitensprung zerstört. Natürlich hat jeder Mensch gelegentlich Untreuephantasien. Jeder erlebt Versuchungssituationen, in denen er sich von einem schönen, attraktiven Wesen angezogen fühlt. Aber solange unsere eigene Beziehung intakt ist, werden wir darauf verzichten, diese Wünsche auszuleben, und dieser Verzicht ist meines Erachtens auch deshalb klug, weil jeder Seitensprung immer sehr viel Unruhe ins Leben bringt, was schon *Wilhelm Busch* mit den Worten kommentierte: *„Dieweil es meist Spektakel gibt, wenn man sich durcheinander liebt."*

Durch einen Seitensprung wird die kostbare seelische Verbundenheit zerstört, sofern sie überhaupt noch bestanden hat. Für den Betrogenen bricht oft eine Welt ein. Er ist nicht nur verletzt, enttäuscht, gekränkt, sondern vor allem erschüttert darüber, dass er die Verlässlichkeit der Liebe verloren hat. Deshalb muss er den Seitensprung relativieren, wenn er die Beziehung fortführen will. Ein deutliches Beispiel dafür ist *Hillary Clinton*, die betont hat, sie habe – trotz aller seelischen Verletzungen – in *Monica Lewinsky* nie eine wirkliche Bedrohung gesehen. Als der Seitensprung ihres Mannes aufgedeckt wurde, vertraute sie Freunden an: *„Mein Mann hat mit ihr nur Sex gehabt, sie aber nie geliebt."*[51]

Hinsichtlich der Treue gibt es inzwischen eine starke Differenz zwischen der Erwartung an eine Partnerschaft und dem eigenen Verhalten. Zwar ist nach einer Umfrage der Zeitschrift Elle aus dem Dezember 2004 für 79 % der Befragten die absolute Treue die Voraussetzung für eine wirklich funktionierende Partnerschaft, die Wirklichkeit ist aber so, dass bis zu 40 % der Männer und fast jede zweite Frau fremdgehen. Frauen sollen beim Seitensprung wesentlich geschickter sein als Männer, würden mehr an verräterische Details denken und den Seitensprung auch als komplizierte Organisationsaufgabe betrachten. Schließlich hätten sie schon Kindererziehung, Haushalt und Beruf unter einen Hut bekommen und würden nun noch das Liebesabenteuer geschickt managen. Während früher der Seitensprung eher eine Domäne der Männer war, haben die Frauen heute dabei aufgeholt. In dem 1954 erschienen Kinsey-Report äußerten 25 % der verheiraten Frauen, dass sie schon einen Seitensprung begangen hätten. Inzwischen schätzt man die Zahl der ‚fremdgehenden' Frauen auf 50 % und selbst im puritanischen Amerika sollen inzwischen die Frauen die Männer auf dem Gebiet des ehelichen Seitensprungs übertreffen.

Das lasse ich mir nicht gefallen

Natürlich gibt es immer wieder Menschen, die durchaus bereit sind, den Seitensprung eines Partners zu akzeptieren. Doch auch sie reagieren gekränkt, wenn sie zu sehr vernachlässigt werden und der Machtkampf entbrennt dann umso heftiger. Dies zeigt sehr deutlich das Leben von *Jackie Kennedy,* die von Anfang an wusste, dass ihr Mann nicht treu sein würde. Sie meinte: *„Ich glaube nicht, dass es irgendeinen Mann gibt, der seiner Frau treu ist"*. Sie wollte Luxus, viel Geld und eine Lebensbühne für einen glänzenden Auftritt. Er verschaffte ihr diese Bühne, dafür tolerierte sie, wie kühl und distanziert er sich als Ehemann verhielt. Er war ein sehr narzisstischer Mann mit Ausstrahlung, der wie ein warmherziger großer Junge wirkte. Doch in Wirklichkeit war er ein großer Egoist. Damit konnte Jackie Kennedy offenbar umgehen. Aber die Beziehung ändert sich, als *John F. Kennedy* nach einer schweren Operation im Koma lag und sie sich aufopfernd um ihn kümmerte. Sie hielt ihm die Hand, las ihm Gedichte vor, als er wieder bei Bewusstsein war, fütterte ihn. Er wusste, dass er in ihrer Schuld stand und schrieb in seinem Vorwort zu „Zivilcourage": *„Dieses Buch wäre nicht zustande gekommen ohne die Ermutigung, Hilfe und Kritik, die meine Frau Jaqueline von Anfang an beisteuerte. Ihre Hilfe in den langen Tagen meiner Genesung werde ich nie angemessen würdigen können."*[52]

Doch ihre Loyalität und Solidarität wurden nicht erwidert. Als Jacqueline zum zweiten Mal in der Klinik lag, weil sie ein Kind verloren hatte vergnügte er sich zusammen mit seinem Bruder und einigen jungen Frauen auf einer Jacht. Währenddessen wäre Jacqueline fast gestorben. Er hatte sie so vernachlässigt, dass Jacqueline darauf bestand die Grundlagen der Beziehung neu auszuhandeln. Ein Machtkampf begann. Sie zog sich zurück und wartete. Es war der Vater von J. F. Kennedy, der schließlich auf sie zukam und bereit war, über Forderungen zu verhandeln. Die Times meldete damals, er habe ihr eine Million Dollar angeboten, wenn sie bei ihrem Sohn bliebe. Außerdem bekam sie die Zusage, dass sie fortan Raum und Zeit für ein eigenes Leben außerhalb der Kennedy-Familie und jenseits der Politik erhalten sollte.

Die Lust auf etwas Neues

Nach einer Umfrage für den ‚Stern' gaben 53 % der Männer und 39 % der Frauen „Lust auf was Neues" als einen der Gründe fürs Fremdlieben an. Natürlich kann man das verstehen, da heutzutage eine Ehe durchschnittlich 43 Jahre dauert. Wir haben alle zugleich den Wunsch nach Abwechslung und nach Beständigkeit. Wir sehnen uns nach Bindung, suchen aber auch das Abenteuer. Liegt es da nicht nahe, einmal mit einem anderen Mann oder anderen Frau zu schlafen, ohne dass dadurch die Beziehung gefährdet wird? Warum nicht einfach ausprobieren, wie die Kollegin im Bett ist? Oft kehrt nach einigen Ehejahren Langeweile ein, es gibt ein ewig gleiches Liebesritual: Erst küsst er sie auf den Hals, dann auf die Brust, dann schiebt er sich langsam über sie... sie kennt sein Schnarchen, seine Komplimente und sehnt sich nach Abwechslung. Und vielleicht ist sie auch einfach neugierig und teilt die Aussage von *Edith Piaf*, die einmal meinte: *„Um die Leute kennen zu lernen, muss man mit ihnen ins Bett gehen. Über einen Mann weiß man nach einer mit ihm verbrachten Nacht mehr als nach monatelanger Konversation. Im Bett müssen sie Farbe bekennen."* Allerdings ist nach meiner Erfahrung die Neugierde nie der wichtigste Auslöser für das Fremdgehen. In fast allen Fällen ist der Seitensprung eine Reaktion auf Verletzungen, auf mangelnde Wertschätzung. Viele Partner können damit leben, wenn sie aufgrund einer Erkrankung des Partners, aufgrund von Überarbeitung weniger Sexualität haben. Doch die Missachtung, dass sie zu wenig gewürdigt werden, kränkt sie tief. Eine 32-jährige Frau berichtete mir einmal: *„Die Sexualität mit meinem Partner war immer nur lauwarm. Ich hatte viele sexuelle Beziehungen mit Männern, ich konnte das vergleichen, aber nun ja ... Doch als er mich morgens* *nicht mehr wahrnahm beim Frühstück, dass er plötzlich Zeitung las, sich mit mir nicht mehr unterhalten hat, dass er den Tag des Kennenlernens vergaß, den wir sonst immer gefeiert hatten und dass er sich so gut wie nicht mehr erkundigte, wie es mir ging, das war zu viel. Ich existierte nicht mehr für ihn. Und dieses Gefühl habe ich mir von anderen Männern geholt. Diese erkannten wie hübsch, attraktiv und auch einsam ich war. Mein Partner hat damals nichts mitbekommen, das hat mich noch mehr gekränkt. Ich habe ihn sehr leiden lassen als ich mich trennte.*"

Der Grund für Eifersucht ist bei Männern und Frauen verschieden. Frauen sind eher eifersüchtig, wenn sie spüren, dass sich der Mann emotional auf eine andere Beziehung einlässt. Sie können einen sexuellen Seitensprung verzeihen, sind aber zutiefst alarmiert, wenn sich ihr Partner in eine andere Frau verliebt. Tatsächlich ist häufig die emotionale Untreue, bei der sich ein Mann unwiderstehlich zu einer anderen Frau hingezogen fühlt, oft an sie denkt und mit ihr seine Zeit verbringen möchte, für die Partnerschaft wesentlich gefährlicher als ein einzelner Seitensprung. Doch auch den Seitensprung der Frau erleben Männer als gefährlich und kränkend. Sie empfinden sich schnell als der gehörnte Ehemann. Und nichts macht Männer so gefährlich und auch gewalttätig wie die Angst, in aller Öffentlichkeit blamiert zu werden. Deshalb ist Eifersucht eines der häufigsten Mordmotive.

Lieben ist ...ein erhabener Anlass für den Einzelnen, zu reifen, in sich etwas zu werden, Welt zu werden ...
Rainer Maria Rilke

Wie ein Machtkampf gelingt

Die Liebe ist eine komplizierte Lebensaufgabe. *Erich Fromm* hat deshalb gemeint, sie sei eine Kunst, die wir lebenslänglich hingebungsvoll erlernen müssen. Denn wir müssen bei der Liebe immer darauf achten, die eigenen Träume lebendig zu halten und gleichzeitig auch die Schwächen des anderen zu akzeptieren. Wenn wir nur an den anderen denken, verlieren wir uns selbst und können nicht lieben. Doch wenn wir nur die eigenen Träume verwirklichen wollen und ständig Ansprüche – sie mögen noch so berechtigt sein– haben, werden wir auch nicht lieben. Wir müssen die eigenen Wünsche verwirklichen, dabei aber auch die Lebensrealität des Partners verstehen. Dafür ist eine Fähigkeit wichtig, die heute als emotionale Intelligenz bezeichnet wird. Wir müssen die Gefühlsentwicklung, die seelische Landkarte des Partners kennen, damit wir ihn nicht ständig missverstehen. Für die innere Verbundenheit ist es entscheidend, viel über die Vergangenheit des Partners zu erfahren, vor allem über seelische Verletzungen und Schwächen. Sonst verstehen wir die Empfindlichkeiten des Partners nicht und es kommt ungewollt zu Verhärtungen, Verstimmungen und irgendwann zu einem machtgeprägten Rückzug. Solche Gespräche werden von allen Liebenden am Anfang der Beziehung ausführlich geführt. Man teilt sich gegenseitig jede Empfindung mit, es interessiert uns alles am Partner, sogar die Farbe der Socken ist für uns interessant. Er kennt ihre Lieblingssendungen beim Fernsehen, er weiß, dass sie Tee immer mit Zucker trinkt. Sie kennt seine Ängste, Stimmungen und Hoffnungen. Ohne eine solche Partnerschafts-Orientierung kann eine Beziehung keine Krisen durchstehen. Wenn das Wissen um die innere Lebenswelt des Partners fehlt, kann es keine verständnisvolle Einigung geben. Deshalb sind die endlosen Gespräche so wichtig für die Liebe. Wenn uns beispielsweise der Geliebte berichtet, seine Mutter sei immer hysterisch und laut gewesen, habe ihn beschimpft und er sei dann zusammengezuckt, sei in die innere Emigration gegangen, so ist dies natürlich eine wichtige Botschaft für die Ehefrau. Sie muss selbst in einem leidenschaftlichen Streit überlegen, wie sie dem Partner ihr Anliegen so vermittelt, dass er nicht denkt: „Wie meine Mutter" und sich resigniert zurückzieht.

Den Zugang zum Innenleben gewähren

Natürlich ist es wichtig, auch im Alltagsgeschehen immer wieder das Vertrauen aufzubringen, dem Partner die eigenen Schwächen mitzuteilen. Wenn heute von der notwendigen Gesprächskultur in Liebesbeziehungen gesprochen wird, wird viel zu sehr auf Streitgespräche abgehoben. Doch damit Streitpunkte erst gar nicht entstehen bzw. entschärft werden können, sollten wir dem Partner immer wieder Einblick in unser Innenleben geben. Ein solches Vertrauen kann allerdings nie gefordert, nie verlangt werden, es muss im Laufe einer Liebesbeziehung entstehen. Manchmal könnte man sagen, dass wir uns das Vertrauen auch durch unser Verhalten ‚verdienen' müssen. Jedenfalls beruht das Fundament der Partnerschaft und damit auch der Gesprächskultur wesentlich auf den stillen Tönen, den leisen Geständnissen, den vertrauensvollen Annäherungen. Kürzlich berichtete mir ein Patient, dass seine Frau ständig eifersüchtig sei, wenn er etwas spät nach Hause komme. Er habe immer etwas unwirsch reagiert, habe sich eingeengt gefühlt, habe die Eifersucht als Machtmissbrauch erlebt, bis seine Frau ihm von ihrer Kindheit berichtet habe. Sie sagte ihm unter Tränen, dass ihre Mutter sich kaum noch um sie gekümmert habe, nachdem der Bruder zur Welt gekommen sei. Seither sei dieser wichtiger gewesen und sie habe immer Angst, Beziehungen könnten enden, ohne dass sie dies beeinflussen könne. Nun ruft der Ehemann immer an, wenn er länger im Büro zu tun hat, um seine Frau nicht zu beunruhigen.

Vermutlich werden wir nur dann dem anderen unsere Schwächen und inneren Verletzungen offenbaren, wenn dieser bemüht ist, unsere innere Welt überhaupt zu verstehen. In die innere Welt eines Menschen einzudringen erfordert viel Takt, viel Einfühlvermögen. *Alfred Adler* hat dies einmal so ausgedrückt: Man solle mit den Augen des anderen sehen, mit seinen Ohren hören und seinem Herzen fühlen. Dies ist so wichtig, dass *Henry Ford* meinte: *„Wenn es ein Geheimnis für Erfolg gibt, so dies: Den Standpunkt des Anderen verstehen und die Dinge mit seinen Augen sehen.“*

Sollte uns dies halbwegs gelingen, werden wir uns öffnen können ohne die Angst, dass unsere intimen Geständnisse ausgenutzt werden. Dies ist die eigentliche Nagelprobe für die Liebe und deshalb sagte *Cesare Pavese*: *„Du wirst an dem Tag geliebt, an dem Du deine Schwäche lieben kannst, ohne dass der andere sie benutzt, um seine eigene Kraft zu beweisen.“* Wie wichtig es ist, dass man seine Schwächen in der Liebesbeziehung offenbaren kann, hat auch *Francine Klagsbrun* in einer Befragung von hundert lang verheirateten Paaren herausgefunden. Sie kam zu dem Ergebnis, dass *„die Vertrauensbasis in einer guten Ehe so stark ist, dass jeder seine Schwächen zugeben kann und vom anderen dennoch geliebt wird.“* In Ehen, die auf gegenseitigem Vertrauen basieren, müsse keiner vor Überraschungen oder Tiefschlägen Angst haben. Es gebe faire Auseinandersetzungen und jeder hat offenbar genügend Wir-Gefühl, um seine Verantwortung für die Verbesserung der Partnerschaft wahrzunehmen. Die Liebesexpertin Francine Klagsbrun warnt, dass man mit einem zu egoistischen Konfliktverhalten jede Ehe in die Luft sprengt:

„Wenn du dich so durchsetzt, dass du immer gewinnst, wirst du den anderen dazu bringen, dass er sich durchsetzen muss. Am besten ist es, dem anderen eine Lösung vorzuschlagen, dass er das Gefühl hat, ohne Verlust nachzugeben, dass beide gewinnen."

Wir kennen einander zu wenig

Leider müssen wir heutzutage eine verhängnisvolle Entwicklung beobachten. Auch in Liebesbeziehungen reden Menschen immer weniger über sich, reagieren aber zugleich empfindlicher in schwierigen Situationen. Die siebziger und achtziger Jahre waren sehr geprägt von einem nachhaltigen Redebedürfnis, das manchmal schon an einen Geständniszwang gemahnte. Auch unter dem Aspekt der Macht ist es wichtig, dass jeder Geheimnisse behalten und eigene Bereiche beanspruchen darf. Man sollte nicht anstreben, dass man in einer Partnerschaft immer alles erzählt. Auch in einer guten Liebesbeziehung wird man sich manchmal zu anderen Frauen oder Männern sexuell hingezogen fühlen. Wenn dies nur gelegentlich der Fall ist und es bei Phantasien bleibt, ist es durchaus normal. Solche Phantasien wird man klugerweise nicht mitteilen. Es kann Teil eines Machtkampfes sein, wenn wir dem Partner offenbaren, welche Frauen oder Männer wir attraktiv finden. Manchmal ist das Schweigen eine Form der Rücksichtnahme und sehr wohltuend für eine Partnerschaft. Doch es führt zu häufigen Missverständnissen, wenn wir zu wenig über den Partner wissen und seine Schwächen nicht kennen. Viele Paare wirken auf mich so wie Touristen in einer fremden Stadt, die nur mit einem Übersichtsplan ausgestattet sind, in dem alle kleinen Straßen nicht verzeichnet sind. So wie diese sich verlaufen und die Orientierung verlieren, führt das emotionale Wissensdefizit langfristig zu einem gegenseitigen Missverstehen, das immer in Kränkungen und Machtkämpfen endet.

Die goldenen Regeln des Ehegesprächs

Eine der wichtigsten Erkenntnisse der siebziger und achtziger Jahre war es, dass Ehepaare mehr miteinander reden müssen. Es wurde erkannt, dass eine gute Ehe ohne Gespräche kaum denkbar ist. Untersuchungen haben ergeben, dass Partner im Allgemeinen nach sechs Jahren Ehe nur noch neun Minuten täglich persönlich miteinander reden. Man spricht dann fast nur noch darüber, wer das Kind vom Kindergarten abholt, wann die Schwiegereltern zu Besuch kommen und wohin die nächste Reise geht. Es wird aber nicht mehr über Wünsche, Sehnsüchte oder gar Konflikte gesprochen. Der eigentliche Sinn der Partnerschaft geht damit verloren, weil wir nicht mehr daran glauben, dass in der Beziehung unsere Hoffnungen verwirklicht werden können. Viele Paare haben in den letzten Jahrzehnten versucht, diese Sprachlosigkeit zu überwinden. Sie haben zum Teil gute Erfahrungen damit gemacht, dass man sich einmal in der Woche zusammensetzt und dann nach festen Regeln miteinander spricht. Jeder darf dann zehn Minuten reden und muss Folgendes beachten:

- Man darf immer nur über die eigene Befindlichkeit reden („Mir geht es schlecht, wenn …“) und man soll vermeiden den Partner zu kritisieren („Dann bist du wie deine Mutter“). Alle Sätze, die mit ‚Du‘ beginnen sind möglichst zu vermeiden.
- Der andere muss zuhören und soll zunächst nicht kommentieren, sondern nur verstehen, was ihm der Partner vermittelt hat.
- Dann wird gewechselt und der andere hat die Möglichkeit, seine Befindlichkeit in der Partnerschaft darzustellen.

Es geht nicht darum, dem anderen Vorwürfe zu machen, sondern ihm die eigene Befindlichkeit zu verdeutlichen. Dies kann dazu beitragen, die emotionalen Landkarten der Partner zu verbessern. Im Allgemeinen sind wir vor allem in Streitgesprächen zu sehr darauf bedacht, dem anderen den eigenen Standpunkt zu verdeutlichen. Wir greifen ihn an und bedenken dabei zu wenig, wie er sich dabei fühlt. Doch gerade darin besteht die Kunst des Streitgesprächs. Wir müssen den eigenen Standpunkt vermitteln und gleichzeitig berücksichtigen, wie unsere Botschaft ankommt und auch vom ‚Empfänger' verarbeitet wird. Denken Sie einmal an andere Berufe: Ein guter Verkäufer wird sehr gekonnt die potentiellen Käufer von den Vorzügen seines Produkts überzeugen wollen und bei seinen Ausführungen ständig im Auge haben, wie sich seine Kunden fühlen und darauf eingehen. Er ist erfolgreich, wenn er sowohl seine Produkte anpreisen als auch die Gefühle und Wünsche der Kunden erspüren kann. Diese Mischung aus Einfühlungsvermögen und der Fähigkeit, die eigenen Interessen zu realisieren, sollten wir auch in der Liebesbeziehung verwirklichen.

Die Generalabrechnung

Für die erfolgreiche Konfliktbewältigung ist es wichtig, dass wir den Partner nicht mit Kritik überschütten. Das ist oft nicht leicht. Wenn wir lange geschwiegen und alles in uns hineingefressen haben, drohen wir zu platzen. Wir machen dann eine Generalabrechnung. Wie bei einem Vulkanausbruch schleudern wir dem Partner alles entgegen, was sich in Monaten und Jahren aufgehäuft hat. Darin ist natürlich so viel Sprengstoff enthalten, dass der Partner entweder völlig gelähmt ist oder seinerseits in die Offensive geht. Fast immer führen solche Generalabrechnungen deshalb zu einem sehr langwierigen Machtkampf. Natürlich mag es manchmal sinnvoll sein, dass in einer zugespitzten Situation auch in einer Liebesbeziehung gründlich aufgeräumt wird. Doch im Allgemeinen ist eher die bedächtige Vorgehensweise zu bevorzugen, die von einer gewissen Vernunft geprägt ist. *„Wenn man die Sau rauslässt, muss man sich nicht wundern, wenn der Partner nicht wie ein Mensch reagiert"*, pflegt ein guter Freund von mir zu sagen.

Sinnvoll ist es, immer nur ein Problem zu besprechen. Rom wurde auch nicht an einem Tag erbaut und es ist besser, wenn wir uns für die Entwicklung der Beziehung viel Zeit nehmen. Sie sollten dann dem Partner einen sehr konkreten Wunsch mitteilen (z. B.: *„Ich möchte nicht, dass du deine Socken immer im Wohnzimmer herumliegen lässt"* oder *„Ich möchte, dass du in Zukunft am Wochenende das Klo putzt"*).

Es hat wenig Sinn, die Charaktereigenschaften des Partners ändern zu wollen. Sie sind nicht seine Mutter, nicht seine Psychotherapeutin und Sie werden immer scheitern, wenn sie versuchen, den Partner ummodeln zu wollen. Dann wird sich der Partner – teilweise zu Recht – wehren, weil dies ein Übergriff ist, den er nicht zulassen muss. Natürlich kann es bei allen Streitgesprächen immer dazu kommen, dass sich vor allem der ‚Angeklagte' so schlecht fühlt, dass er das Gespräch beenden möchte. Es ist aber nicht leicht, diesem Wunsch nachzugeben. Wenn wir eine Auseinandersetzung lange aufgeschoben und sie intensiv in Selbstgesprächen erprobt haben, wollen wir unsere Botschaft auch loswerden. Dennoch muss es möglich sein, dass ein Partner die ‚weiße Fahne' hisst. Er muss die Möglichkeit haben, das Gespräch zu unterbrechen oder zu verschieben, wenn er Zeit zum Verdauen und Nachdenken braucht. Überhaupt sind Pausen bei allen Streitgesprächen ungemein wichtig. In einem Interview hat einmal der Psychiater *O. Spurgeon English* das Geheimnis seiner mehr als fünfzig Ehejahre erläutert. Er habe mit seiner Frau ein Abkommen geschlossen. Wenn einer von ihnen ein Zauberwort aussprach, musste der andere zuhören, ohne den Sprechenden zu unterbrechen, und danach drei Minuten warten, bevor er antwortete. Mit Hilfe dieser Technik habe er auch schwierige Probleme ansprechen können, ohne dass zugleich eine sofortige Abwehr mobilisiert wurde. Natürlich ist es fragwürdig, inwieweit solche Techniken in einer lebendigen Liebesbeziehung wirklich realisierbar sind. Aber als Anhaltspunkt sind sie doch sinnvoll. Ich selbst empfehle in der Therapie immer, auf das Kritik-Anerkennungsgleichgewicht zu achten. Wenn wir bestrebt sind, dass der Partner für unsere Anregungen und kritischen Bemerkungen offen bleibt, müssen wir ihn auch regelmäßig loben. Die positiven Bemerkungen sollten sogar bei weitem überwiegen, sonst wird ein Partner schon aus Gründen der Selbstverteidigung seine seelischen Zugbrücken hochziehen, um seine Selbstachtung zu sichern. Meine empfohlene Dosierung lautet *„6 mal loben, 1 x kritisieren"*. Das mutet viel an, ist aber in einem Alltag leicht zu verwirklichen, wenn man sich Mühe gibt und die vielen Situationen wahrnimmt, die auch in einer schwierigen Beziehung anerkennungswürdig sind. Dazu muss man natürlich ambivalenzfähig sein. Das bedeutet konkret, dass wir die positiven Eigenschaften am Partner würdigen können, auch wenn uns gravierende Eigenschaften stören. Damit dieser Spagat gelingt, müssen wir seelisch aber gut strukturiert sein. Nur wenn wir unsere innere Mitte gefunden haben, können wir es aushalten, dass der geliebte Mensch auch gravierende Fehler aufweist. *Sigmund Freud* hat deshalb nicht zufällig die Ambivalenzfähigkeit zu einem Merkmal für die seelische Gesundheit eines Menschen erklärt.

Wir müssen miteinander reden

Meist sind es die Frauen, die in einer Beziehung ankündigen, man müsse wieder einmal miteinander reden. Bei einer Umfrage der amerikanischen Sozialwissenschaftlerin *Shere Hite* gaben 88 % der Frauen zu Protokoll, dass sie immer wieder ihre Männer drängen müssen, Problemgespräche zu führen. Die Männer empfinden dies eher als Drohung, denn sie sind im Allgemeinen viel weniger in der Lage, über Gefühle und damit auch über die Liebesbeziehung zu reden. Männer sprechen gern über Autos und Aktienkurse und beherrschen halbwegs die Sprache der Sexualität. In einer etwas drastischen Weise hat man deshalb Männer auch als ‚sprachfrigide' bezeichnet. Auf jeden Fall müssen die meisten Männer in einer Liebesbeziehung erst lernen, über sich zu sprechen und Frauen sollten viel Einfühlungsvermögen aufbringen, damit sie ihre Männer nicht eher zum Schweigen bringen. Wie das gelingen kann, wenn beide über Einfühlungsmögen, Vertrauen und Mut verfügen, zeigt der Roman „Die große Liebe“ von *Pearl S. Buck.* Dort schildert sie die Liebesbeziehung zwischen dem schüchternen 22-jährigen Edward und der sehr temperamentvollen jungen Margaret. Sie ist glücklich als sie endlich heiraten wollen, und sie küssen sich lange und intensiv. Doch er unterbricht diesen Kuss. *„Er zitterte über die Macht, die sie über ihn hatte. Ihre Lippen, an die seinen gepresst, setzten sein Blut in Brand, und seine Glieder schmolzen. Er wehrte sich gegen solch eine Selbstaufgabe. Irgendwo in ihm musste, wenn er der Herr über sein Leben sein wollte, ein Ort übrigbleiben, wo er allein war und alles, was er besaß, überwachen konnte, selbst sie.“* Sie ahnt seine Ängste, seine Zurückhaltung und auch ihr ist beklommen zumute, wenn sie daran denkt, zu heiraten und voneinander abhängig zu sein. Auf diese Angst kennt sie nur eine Antwort: einander näher zu kommen. Er hält sie eng gedrückt fest und denkt daran, sich nicht zu distanzieren. *„Zwei müssen sich daran gewöhnen, eins zu sein“,* flüstert sie an seiner Brust.

„Ja“, gibt er zu, und dann spürt er, dass diese eine Silbe doch zu wenig ist. Er gibt sich einen Ruck. *„Du wirst mich lehren müssen zu sprechen. Ich lebe so viel im Schweigen.“*[53]

Die Gleichberechtigung in der Ehe

Konstruktive Streitgespräche setzen immer voraus, dass in der Liebesbeziehung eine gewisse Gleichberechtigung besteht. Hier muss nicht mit dem Zentimetermaß gemessen werden. Denn auch in den guten Ehen wird der Mann meist über den Autokauf und die Frau über die Wohnungseinrichtung entscheiden. Er wird mit ihr lieber in Abenteuerfilme, sie in Liebesfilme gehen. Doch insgesamt muss eine Stimmung des gegenseitigen Verständnisses vorherrschen. Beide müssen das Gefühl der Ebenbürtigkeit haben und spüren, dass der Partner ihre Bedürfnisse ernst nimmt. Denn wenn es in einer Beziehung ein zu starkes Machtgefälle gibt, ist ein Streit immer eine Gefahr für das Machtgefüge. Das Gefühl der Unterlegenheit führt immer dazu, dass der Unterlegene schließlich zu massiven und auch unfairen Mitteln greift. Und der Machtinhaber wird alles versuchen, um den Partner klein zu halten, er wird dessen Bedürfnisse nicht ernst nehmen, ihn abspeisen, besänftigen. Deshalb haben die beiden Psychologinnen *Gisela Steins* und *Christina Götzlich* von der Universität Bielefeld festgestellt, dass es konstruktive Streitgespräche nur in gleichberechtigten Beziehungen gibt. Wenn einer einen deutlich höheren Stellenwert hat als der andere würden Konflikte in der Partnerschaft immer zu einem Machtgerangel führen.

Am wichtigsten ist der gemeinsame Respekt

Natürlich ist das Reden kein Allheilmittel. Man kann auch eine Beziehung zerreden und es fällt auf, dass es manchmal gute Ehen gibt, in denen wenig gesprochen wird. Darauf hat auch der US-Psychologe *John Gottman* hingewiesen, der in seinem Liebeslabor Ehen erforscht. Seit 16 Jahren werden von ihm und seinen Mitarbeitern Ehepaare befragt und im Liebeslaboratorium ein Wochenende lang beobachtet. Aus dem riesigen Datenmaterial ist ein Dow-Jones-Index der Ehekonversation entstanden. Er sagt aus, dass man Ehepaaren, die nach verbalen Auseinandersetzungen weniger als fünfmal positiv aufeinander reagieren, keine Chance für eine dauerhafte Beziehung geben kann. Überhaupt legt Gottman eher Wert darauf, wie man miteinander spricht und weniger auf die Technik des Redens. Er hält es für eines der größten Mythen der Liebe, dass Kommunikation die Königsstraße zur Romantik und einer glücklichen Ehe sei. Entscheidend für das Gelingen der Ehe sei die Stimmung in der Beziehung und die Bereitschaft, mit dem anderen auszukommen. Käme etwa der Mann zu spät von der Arbeit nach Hause, könne man entweder davon ausgehen, dass er die Beziehung vernachlässigt oder annehmen, dass ihn wichtige Arbeiten im Büro dort festhalten. Die Grundstimmung in der Beziehung und die Bewertung des partnerschaftlichen Verhaltens führen dazu, dass wir entweder verständnisvoll oder vorwurfsvoll reagieren. Gottman ist der Überzeugung, das oberste Prinzip einer guten Ehe sei die Freundschaft, sei der Respekt und die Freude am Partner.

Der Begriff ‚Respekt' klingt heute veraltet, hat aber doch im Alltag eine sehr konkrete Bedeutung. Er beinhaltet beispielsweise, dass wir uns bei dem anderen entschuldigen können und Fehler eingestehen, wenn wir im Streit über das Ziel hinausgeschossen sind.

Die Herzensbildung

Offenbar ist für die Partnerschaft jene Eigenschaft von besonderer Bedeutung, die man früher als Herzensbildung bezeichnete. Kürzer ausgedrückt könnte man sagen: wichtig ist die Gutmütigkeit. In der heutigen Zeit, in der man mitunter ein gerissenes Schlitzohr sein muss, um ökonomisch erfolgreich zu sein, mag man die Gutmütigkeit belächeln. Ich habe jedoch bei guten Ehen immer die Erfahrung gemacht, dass beide Partner über sehr viel Gutmütigkeit und Ehrlichkeit verfügten. Ihre Augen, ihre Hände drückten sehr viel Vertrauen aus und vermittelten dem Partner, dass man es gut mit ihm meint.

Zu Recht beklagen sich viele Menschen, wenn man ihre Gutmütigkeit ausnutzt, und tatsächlich ist ein anpassungsbereiter, kooperativer Mensch immer in Gefahr zu schnell nachzugeben. Doch nicht zufällig steckt in dem Begriff Gutmütigkeit auch das Wort mutig. Wir sollen uns eben nicht ängstlich anpassen, sondern mutig und gelassen mit dem Partner eine Beziehung aufbauen. Und dieser Mut wird uns auch dahingehend leiten, dass wir uns den richtigen Partner bzw. die richtige Partnerin suchen. Ängstliche Menschen wählen immer unterhalb ihrer Möglichkeiten, sind irgendwann enttäuscht von dem Partner und versuchen ihn dann zu ändern. Langwierige und erbitterte Machtkämpfe beruhen oft darauf, dass die Partner in grundlegenden Eigenschaften nicht zusammen passen. Der Partner ist dann oft wie eine enge Jacke, aus der man herausgewachsen ist. Wenn auch keine Paartherapie mehr hilft, sollte man den Mut aufbringen, eine Trennung zu erwägen. Oft kann man Ehen beobachten, in denen jahrelang immer wieder über Konfliktpunkte gestritten wird, die keiner von beiden ändern kann, weil es sich hier um grundsätzliche Einstellungen handelt:

- sie will Kinder, er kann sich eine lebendige Familie nicht vorstellen
- er sieht sie gern in der Rolle der Hausfrau, sie möchte studieren
- er ist eher zwanghaft, alles sieht immer aus wie in einem Museum, sie liebt Überraschungen, Lebendigkeit und das geordnete Chaos.

Solche grundsätzlichen Meinungsverschiedenheiten kann man kaum ausräumen, hier liegen so unterschiedliche Lebensziele vor, dass man wahrscheinlich nie eine vernünftige Liebesbasis erlangen wird.

Man muss in die gleiche Richtung schauen

Es ist ein großes Geheimnis, warum wir uns in einen Menschen verlieben, warum wir uns so unendlich stark zu ihm hingezogen fühlen. Allerdings wissen wir, dass das Gemeinsame eher die Basis für diese Anziehung darstellt, während die unterschiedlichen Charaktereinstellungen eher eine Ergänzung sind. Wenn eine Liebesbeziehung gelingen soll, ist es daher wichtig, dass bei einem Paar in den zentralen Fragen des Lebens Übereinstimmung herrscht. Dies betrifft auch die Freizeitgestaltung. Ich bin immer skeptisch, wenn der Mann ein ausgeprägter Autonarr ist und die Frau ihre Urlaube am liebsten auf dem Fahrrad verbringt. Dem widerspricht zwar der Paartherapeut *Gottman*[54], er ist vielmehr der Meinung, dass gemeinsame Interessen für eine Beziehung nicht so wichtig sind. Es könne nichts schaden, wenn Paare das gleiche Hobby haben, aber in erfolgreichen Ehen könne man oft beobachten, wie unterschiedlich die Temperamente und Leidenschaften von Männern und Frauen seien. Allerdings ist auch der Liebesforscher *Charles T. Hill* von der Whittler Universität in Los Angeles der Überzeugung, dass gemeinsame Interessen und Aktivitäten eine Grundvoraussetzung sind, um miteinander glücklich zu werden. Zwar räumt er ein, dass wissenschaftliche Studien nur sehr unzureichend ein allgemeines Modell für die Liebe entwerfen könnten. Letztlich müsse jeder individuell herausfinden, wie er glücklich werden könne. Doch die meisten Paarexperten weisen auf die große Bedeutung gemeinsamer Interessen hin. Neben der emotionalen Liebe sollte es daher das partnerschaftliche Dritte geben, das als Bindematerial der Beziehung wirkt. Dies beschert nicht nur einen unerschöpflichen Gesprächsstoff, sondern dient auch dazu, in jenen Zeiten besser miteinander umzugehen, in denen Unsicherheit, Verwirrung und Wut vorherrschend sind. Der alltägliche Umgang miteinander wirkt dann als Affektbremse und in der Aktivität für ein gemeinsames Ziel liegt oft auch die Möglichkeit, viele Affekte abzuarbeiten. Wie bei einer Regenrinne können solche gemeinsamen Interessen zu einer Affektabfuhr führen. Wenn zwei Ehepartner in der gleichen Partei sind, haben sie eine ausgezeichnete Möglichkeit, über Parteifreunde und -gegner zu schimpfen und sie können dabei manche giftige Gefühle loswerden, die sonst der Partner abbekommen würde. Dies gilt auch für körperliche Tätigkeiten, bei denen man so manchen Affekt wegarbeiten kann. Der holländische Philosoph *Spinoza* hat gemeint, man könne Gefühle immer nur durch eine wichtigere Leidenschaft relativieren. Deshalb ist Langeweile in der Partnerschaft so tödlich. Wenn wir nichts bedeutendes mehr gemeinsam erleben, bewerten wir Kleinigkeiten plötzlich viel dramatischer. Was wir anfänglich beschmunzelt haben und komisch fanden, stört uns plötzlich. Wie wichtig bedeutende

Ereignisse für eine Partnerschaft sind, merken viele Ehepaare leider erst, wenn einer von ihnen erkrankt. Plötzlich gibt es wieder ein gemeinsames Ziel, gemeinsame Ängste, dramatische Momente und man wächst angesichts des drohenden Lebensendes wieder enger zusammen.

Den Respekt erobern

Für den Machtausgleich in der Partnerschaft ist es entscheidend, dass man nicht nur gemeinsame Bereiche hat, sondern dass jeder eigene Interessen pflegt. Jeder sollte versuchen, auch ein eigenständiges Leben zu führen, indem er sich manchmal zurückzieht, um zu lesen, zu schreiben, seinen eigenen Neigungen nachzugehen. Wichtig ist es vor allem, sich einen eigenen Freundeskreis aufzubauen und damit die Abhängigkeit vom Partner zu verringern. Wie sollen wir denn Respekt vom Partner erwarten dürfen, wenn wir ihm immer das Signal vermitteln: „Hauptsache, du bist mit mir zusammen". Wir senden damit die Botschaft aus, dass wir uns selbst als klein und ergänzungsbedürftig finden und uns ein eigenes Leben nicht mehr vorstellen können. Natürlich bedeutet eine ernsthafte Liebe immer, dass man nicht mehr allein sein möchte. Aber es gibt auch Zeiten, in denen man die Einsamkeit genießt und dies ist wichtig, um den Respekt und die Bewunderung des Partners zu erhalten. Sonst entstehen Abhängigkeitsprozesse, die vor allem dazu führen, dass man Mitleid mit dem Partner hat und sich ihm überlegen fühlt. Wer sich überlegen fühlt, wird irgendwann seine Macht missbrauchen, denn der Unterlegene hat nicht die Kraft sich gegen ihn zu wehren. Wer sich über das Machtgebaren des Partners beschwert, sollte sich immer fragen, ob er es nicht war, der ihm so viel Macht eingeräumt hat. Letztlich wird Macht immer nur durch Gegenmacht begrenzt. Wer sich ängstlich zu sehr in die Hände des Partners begibt, ist in gewissem Maße auch für den Machtmissbrauch verantwortlich. Wie in dem folgenden Fall, bin ich immer betroffen über das große Maß an Abhängigkeit, das viele Menschen nicht überwinden können, obgleich sie in der Partnerschaft sehr schlecht behandelt werden:

Ein 60-jähriger Lehrer ist seit dreißig Jahren verheiratet. Er wirkt eher feminin, ist sehr tüchtig, braucht viel Anerkennung und ist in seiner seelischen Stabilität stark von seiner Frau abhängig. Sie ist resolut, schimpft ständig mit ihm herum, behandelt ihm wie einen kleinen Jungen, obgleich er beruflich erfolgreich ist und von allen Kollegen geschätzt wird. Oft lässt er durchblicken, dass ihm ihr Ton nicht passt. Vor fünfzehn Jahren hat er einmal versucht sich zu trennen, aber letztlich verließ ihn der Mut. Er hat keine eigenen Freunde, seine Frau hat einen ausgeprägten Machtinstinkt, sie spürt sehr genau, dass er allein nicht mehr überlebensfähig ist. Sie weiß, dass er wie ein Zirkustiger gelegentlich knurrt und die Tatze hebt, aber sich dann doch gehorsam verhält, wenn sie mit der ‚Peitsche' knallt.

Es freut mich, wenn ich als Therapeut dazu beitragen kann, dass Patienten wieder zu einem eigenen Leben finden. Besonders bemerkenswert fand ich die Entwicklung einer 47-jährigen Lehrerin, die zu Beginn der Behandlung völlig von ihrem Mann abhängig war. Sie litt darunter, dass er sie nicht mehr liebte, oft im Trainingsanzug zuhause rumlief und schlecht gelaunt war. Die Sexualität war nach einem langen Machtkampf zum Erliegen gekommen. Ihr Mann hatte sich immer mehr verweigert, sie hatte schließlich klagend resigniert. Er drehte sich im Bett schnell zur Seite, war jeder Körperberührung abgeneigt. Sie hatte den Eindruck, dass er gegen sie genauso kämpfte wie früher gegen seine Mutter. Sie ahnte, dass sie zunächst ihren Wert erhöhen musste, wenn sie etwas bei ihm bewirken wollte. Sie nahm 20 kg ab, kleidete sich neu ein, ging zum Friseur und unternahm viel mit ihren Freundinnen, mit denen sie sogar verreiste. Im gesamten Bekanntenkreis fiel ihre Veränderung auf. Onkel Herrmann legte bei einer Feier plötzlich den Arm um sie. Wenn sie über den Wochenmarkt lief, wurde sie von fremden Männern nach dem Weg gefragt, sie fühlte sich plötzlich begehrt.

Und nachdem sie bei einem Fest sehr lange und durchaus leidenschaftlich mit einem unbekannten Mann getanzt hatte, sagte ihr Mann zu ihr, ich glaube, dass ich was ändern muss. Er spürte, dass er keine Macht mehr über sie hatte, dass sie ihre eigene Freiheit gefunden hatte und dies führte auch zu einer neuen erotischen Spannung. Es ist eben auch langweilig, wenn ein Paar immer alles zusammen unternimmt. Zu Recht rät eine Mutter ihrer Tochter in dem Roman „Der Ehekontrakt" von *Balzac*: *„Nur bei wenigen Seelen hält die Liebe der Allgegenwart stand, dieses Wunder bleibt der Liebe Gottes vorbehalten. Du musst zwischen Paul und dir die Schranken der Welt aufrichten, besuche Bälle, in die Oper gehen, morgens spazieren, iss am Abend in der Stadt, mache viel Besuche, schenke Paul nur wenige Augenblicke. Wenn das Zusammenleben zweier Menschen eine nur gefühlsmäßige Grundlage hat, so sind die Quellen bald erschöpft, und Gleichgültigkeit, Sattheit, ja Ekel tauchen auf. Wenn das Empfinden ausgeschöpft ist, was dann? An die Stelle einer erloschenen Liebe tritt Gleichgültigkeit und Verachtung. Sei also stets jung und begehrenswert für ihn"*[55]

Wenn wir eigene Ziele verwirklichen, leisten wir immer auch einen Beitrag für die Partnerschaft. Wer sich im Leben an der Realisierung wichtiger Ziele abarbeitet, ist verträglicher als jene Menschen, die unzufrieden und unerfüllt sind. Das war auch die Erfahrung der Ehefrau von *Paul Newmann*. Sie erklärte: *„Ich muss spielen, sonst werde ich unausstehlich, wie einer, der in der Gesellschaft keinen Platz mehr hat, und meine Familie würde genauso darunter leiden wie ich."*

Die Nähe-Distanz-Relation

Respekt in der Partnerschaft bedeutet nicht nur Kränkungen zu vermeiden. Es bedeutet vor allem auch den anderen in seinen Eigenarten zu respektieren. Dazu müssen wir insbesondere seine Distanzwünsche ernst nehmen. Eines der häufigsten Machtprobleme besteht darin, dass man die Nähe-Distanz-Relation ändern will. Ein Partner findet den anderen zu distanziert und mäkelt ständig an ihm herum. Der andere beklagt das Klammern des Partners. Der bedrängte Partner empfindet nie genügend Abstand in der Beziehung, um Sehnsucht zu entwickeln. Der bedrängende Partner hat immer das Gefühl, seelisch-sozial unterversorgt zu sein und dem anderem hinterherlaufen zu müssen. Wie achtungsvoll demgegenüber eine Beziehung laufen kann, zeigt der Roman „Die große Liebe“ von *Pearl S. Buck*. Dort hatte der Ehemann gelernt, sehr sensibel mit seiner Frau umzugehen. Er konnte auf ihre Nähe warten, denn er wusste, dass sie nicht gern bedrängt wurde. *„Er hatte gelernt, sie freizugeben, bevor sie sich selber aus seinen Armen löste. Ach, wie viel hatte seine Liebe gelernt! Früher, in den ersten Zeiten ihrer Ehe, hatte es ihn gekränkt, wenn sie sich so rasch von ihm frei machte. Er wollte, alles solle ewig dauern. Jetzt wusste er, dass alles für sie zu einem Käfig werden konnte, selbst seine Liebe. Er wandte sich zu der Treppe und ging langsam zu seinem Zimmer hinauf, während sie ihn beobachtete.“* Dann kam sie auf ihn zu, doch er zögerte. Er wusste: *„Jetzt durfte er nicht auf sie zueilen und sie umarmen. Das war ihre Art, sich ihm zu nähern. Er musste sich ein wenig zurückziehen, musste sich von ihr verfolgen lassen, bis es kein Zurück mehr gab. Oh, er hatte viel gelernt!“*[56]

Wie viel Geduld in einer Liebesbeziehung gelegentlich notwendig ist, beschreibt *Garcia Márques* in „Die Liebe in den Zeiten der Cholera“. Dort ist ein Mann seit Jahrzehnten in eine Frau verliebt und als endlich ihr Ehemann stirbt, will er sie leidenschaftlich erobern. Doch er spürt ihre Zurückhaltung, ihre Angst und es gelingt ihm in unendlicher Geduld, ihr scheues Wesen zu respektieren und dabei einen Weg zu ihr zu finden, um seine Liebeswünsche zu verwirklichen. Ein solcher Weg der Liebe, in dem die Wünsche beider in Erfüllung gehen, erfordert immer viel Toleranz. Dabei sind es oft die kleinen Gesten und Handlungen, die so anrührend sind und uns zeigen, dass uns der andere in unserem Wesen versteht. Eine solche Geste wird in dem bereits erwähnten Roman beschrieben. Als der Ehemann seine Frau eines Tages fragt, warum sie ihn liebt, antwortet sie: *„Weil du kein einziges Mal in diesen elf Jahren an die Elektrizitätsrechnungen gemahnt hast, wenn ich abends die Lichter angedreht habe.“* Er hatte zwar immer den Impuls gehabt, das Licht abzudrehen, er fand es verschwenderisch, aber er tat es nicht, weil er sie respektierte.[57]

Die offenen Ehekonten

In einer guten Ehe wird jeder Partner lernen, die eigenen Interessen klar und deutlich auszusprechen. Das ist nicht leicht, denn wir leben in einer Welt, in der es ständig heißt, dass das Geben seliger sei als das Nehmen. Von Kindheit an wird uns suggeriert, dass Uneigennützigkeit belohnt wird: durch den dankbaren Blick des Partners, sein Wohlwollen, einen Händedruck. Doch diese Haltung ist problematisch, denn sie führt dazu, dass wir insgeheim Erwartungen an den Partner haben, die nie ausgesprochen werden. Deshalb ist es besser offen zu sagen, welche Erwartungen und welche Ansprüche wir haben. Damit kann der Partner wesentlich besser umgehen. Denn letztlich ist auch die Ehe ein Geben und Nehmen. Sie ist zwar kein Handel im kapitalistischen Sinne einer Marktwirtschaft, indem wir alles nach Mark und Pfennig berechnen. Und doch brauchen wir in jeder Ehe einen Interessenausgleich. Denn in unausgeglichenen Ehekonten liegt einer der zentralsten Punkte für Ehestreitigkeiten. Wenn einer oder beide den Eindruck haben, dass sie ständig mehr geben und weniger bekommen, ist die Basis für ständige Streitigkeiten gelegt.[58]

Vor allem uneingelöste Versprechen sind gefährlich für die Ehe. Viele Ehepartner summieren innerlich über viele Jahre auf, was der andere nicht getan hat, vergeben einen Minuspunkt nach dem anderen. Statt über vorhandene Bedürfnisse offen zu kommunizieren, entsteht ein untergründiger Machtkampf. Der Partner weiß dann oft nicht, warum er bekämpft wird. Ich habe vor einigen Monaten mit einer Erzieherin gesprochen, die eine lange Wunschliste hatte. Sie wünschte sich von ihrem Mann Blumen, er sollte ihren Hochzeitstag nicht mehr vergessen, er sollte mit ihr in ein Musical gehen, ans Meer fahren, ihr den Rücken massieren und ihr mehr Anerkennung geben. Doch über dies alles redete sie nicht, sie hatte resigniert und es war ihr auch peinlich, die eigenen Wünsche so deutlich auszusprechen. Sie hatte die Erwartung, er müsse von selbst ihre Wünsche erspüren, wenn er sie liebe. Und so bestrafte sie ihn für seine Unfähigkeit, war ständig missgelaunt und trennte sich. Der Partner fiel aus allen Wolken und erlitt einen seelischen Zusammenbruch.

Die emotionale Bilanz in der Partnerschaft

Eine unausgeglichene emotionale Bilanz gibt es leicht, wenn Kinder auf die Welt kommen und die Ehefrau zu Hause bleibt. Sie gerät oft automatisch in eine dienende, versorgende Rolle und der Mann muss sich sehr vorsehen, dass sie nun nicht zu kurz kommt. Das ist für alle Männer eine schwierige Situation, denn sie müssen fürsorglich sein, ohne in dieser Situation sehr viel zu bekommen. Das bedeutet nicht nur, dass er im Haushalt mithilft, Blumen schenkt und sich um die Kinder kümmert. Viele Frauen haben mir in den letzten Jahren immer wieder vermittelt, wie sehr sie regelrecht schweben, wenn ihr Mann einmal ihre Arbeit richtig würdigt. Das gilt natürlich ebenso für die Männer, die ebenso stolz sind, wenn ihre Anstrengungen anerkannt werden. Das Geheimnis guter Ehen besteht auch darin, sich genügend Anerkennung zu geben. In der Paartherapie schlage ich deshalb immer wieder vor, sich Liebesbriefe zu schreiben und sich wechselseitig Anerkennung zu schenken. Doch diese gegenseitige Anerkennung bleibt vor allem in jenen Ehen auf der Strecke, in denen verwöhnte Männer darauf warten, von ihren Frauen versorgt zu werden. Sie sind emotionale Kostgänger, die sich wie ein Kind verhalten, um die sich die Ehefrau kümmern muss. Sie haben es nicht gelernt, aktiv um ihre Frau zu werben, und die Frauen sind dieser Männer bald überdrüssig.

Wenn der Partner sich nicht ändert

Wenn Sie spüren, dass ein Machtkampf entbrannt ist, gibt es oft ein Geheimrezept: Versuchen Sie zunächst ihren Partner zu verstehen, bevor sie ihn ändern. Zwar versteht man einen Mann (oder eine Frau) oft erst dann, wenn man versucht ihn zu verändern. Plötzlich ist man mit seinen Widerständen konfrontiert, man spürt die Grenzlinien seines Charakters, seinen Trotz, seine Ängstlichkeit, seine inneren Überzeugungen. Insofern ist es spannend und lehrreich, bei wichtigen Punkten den Partner ändern zu wollen. Eine Freundin sagte mir einmal: *„Ich lernte meinen Mann erst richtig kennen, als ich von ihm verlangte, dass er das Badezimmer putzen soll. Als so schwierig, ungeschickt und widerborstig habe ich ihn noch nie erlebt. Zwar machte er alles – aber so ungeschickt, dass er alles sabotierte. Und er erzählte mir offen, dass dies auch die Möglichkeit war, um die Macht seiner Mutter zu begrenzen."*

Doch wir müssen immer begreifen, dass der Partner im Leben andere Schwerpunkte und Vorlieben hat, dass wir ihn nicht ändern können, wenn er dies nicht will. Und diese Erkenntnis kann uns dazu führen, dass wir in schwierigen Zeiten beschließen, uns zunächst selbst zu ändern. Jede Partnerschaft ist immer ein soziales System und wenn ein Teil sich ändert, führt dies immer zu einem neuen Gleichgewicht. Dies erlebte auch ein Patient von mir, der in einer sehr schwierigen Beziehung lebte. Seine Frau hatte kaum Zeit für ihn, sie schliefen nur noch selten miteinander, insgesamt war die Stimmung schlecht. Es gab einen ständigen Machtkampf und der Mann beschloss schließlich, stärker auf seine Frau einzugehen: *„Ich hatte nichts mehr zu verlieren. Um nicht zunehmend ständig gereizt und frustriert zu sein, habe ich mich mehr mit Freunden getroffen und war besser gestimmt. Und ich habe sie gefragt, was ich für sie tun kann. Ich bin wochenlang auf ihre Wünsche eingegangen, habe sie ermutigt, habe für sie gekocht und allmählich änderte sich die Stimmung. Sie war so gerührt von meinen Bemühungen, dass sie mir alle Wünsche erfüllte."*

Natürlich birgt eine solche Vorgehensweise eine Gefahr. Wir investieren viel und erhoffen, dass wir vom Partner etwas zurückbekommen. Ist dies nicht der Fall, sind wir so enttäuscht, dass eine Trennung droht. Das gilt auch für Beziehungen, die sonst trotz aller Machtkämpfe durchaus lebensfähig wären. Manchmal ist der Waffenstillstand, bei dem keiner mehr glaubt, dass es Veränderungen gibt, am stabilsten. Es handelt sich dann um eine gepflegte Resignation. Deshalb gibt es auch so viele Trennungen nach einem Urlaub. Man gibt sich noch einmal Mühe, versucht es, investiert und die Nerven liegen blank, wenn diese Annäherung scheitert. Es bildet sich jene Schutzhaut zurück, die sich in den Machtkämpfen der Ehe gebildet hat, man öffnet noch einmal die seelischen Türen und kann dann so enttäuscht sein, dass eine Trennung unvermeidlich scheint.

Die eigene Persönlichkeitsentwicklung

Mit Machtprozessen in einer Liebesbeziehung sinnvoll umzugehen, ist ebenso schwierig wie einen Rennwagen zu steuern. Es ist in einer lebendigen Partnerschaft ganz normal, dass jeder eigene Beziehungsvorstellungen entwickelt. Doch diese – gelegentlich auch im Konflikt – sinnvoll umzusetzen ist ungemein kompliziert. Es wird nur jenen Menschen halbwegs gut gelingen, die seelisch eine feste innere Struktur aufweisen. Kurz gesagt: Sie sollten mit beiden Beinen auf der Erde stehen, einen Freundeskreis haben und einer Tätigkeit nachgehen. Wer sozial integriert ist, bekommt immer ein Echo von anderen Menschen und wird zugleich ermutigt und gedämpft. Das erhöht seine soziale Kompetenz. Und wer wichtigen Zielen nachstrebt, ist innerlich ausgefüllt. Die eigentlichen Bewährungsproben bestehen für ihn in der Frage, ob er die selbstgestellten Ziele erreichen kann. Im Privatleben muss er sich nicht beweisen und ist halbwegs friedlich. Das ist bei unausgefüllten Menschen anders. Für sie sind Machtkämpfe auch ein großes Ablenkungsmanöver. Sie schaffen es, aus einem eigenen Entwicklungsproblem immer einen Beziehungskonflikt zu machen. Dadurch müssen sie weniger über sich nachdenken, sondern können ständig mit dem Partner streiten. Zurückschrauben lassen sich die Machtprobleme in einer Beziehung aber nur, wenn sich beide Partner in einem ständigen Entwicklungsprozess befinden.

Wie wichtig die Persönlichkeitsentwicklung für die Liebe ist, hat schon *Erich Fromm* deutlich erkannt. Er meint: *„Jeder Versuch der Liebe muss fehlschlagen, solange man sich nicht bemüht, die eigene Gesamtpersönlichkeit zu entwickeln.“* Der Psychoanalytiker *Kernberg* hat dies noch drastischer formuliert. Er meint: *„Nur relativ normale Menschen haben die Fähigkeit, sich zu verlieben und eine solche leidenschaftliche Bindung zu einer stabilen Liebesbeziehung zu entwickeln.“* Doch wer ist schon normal? Sind wir nicht alle gestört, ein wenig verrückt? Doch vielleicht reicht es zunächst aus, dass wir unsere seelischen Störungen und vor allem die dunklen Seiten in uns kennen lernen. Das sind jene Charaktereigenschaften, die man nicht so gern preisgibt. Es sind die eigene Rechthaberei, Empfindlichkeit, Eitelkeit und die zu große Bequemlichkeit. Verschiedentlich wird die Auseinandersetzung mit diesen Eigenschaften als ‚die Hexe in sich annehmen‘ beschrieben. Gelingt dies, bürden wir in den Machtkämpfen dem Partner nicht mehr den eigenen Groll, die Frustration und Verzweiflung auf. Wir übernehmen Verantwortung für das eigene Leben, auch die eigenen Affekte und entlasten damit den Partner. Es entspannt die Konfliktsituation, wenn wir uns nach großen Streitigkeiten fragen können:

1. **Was ist mein eigener Beitrag zum Streit**? Tragen meine Ängste, meine Empfindlichkeiten oder unbewältigte Kindheitskonflikte zur Eskalation der Streitigkeiten bei? Es gibt drei Persönlichkeitsmerkmale, die Machtprozesse dramatisch begünstigen:
   - *Massive Panikgefühle* können jede Auseinandersetzung zu einem Vulkanausbruch gestalten. Vor allem Menschen, die

in der Kindheit eine unsichere Bindung mit den Eltern erlebt haben, reagieren bei Konflikten mit massiven Angst- und Panikgefühlen. Für sie kommen Machtkonflikte einem Weltuntergang gleich, sie befürchten Ablehnungen und Trennungen und fühlen sich mitunter wie ein Ertrinkender.

- *Menschen mit Selbstwertstörungen* reagieren laufend gekränkt. Fast jeder Mensch hat Selbstwertprobleme, doch wenn diese durch Ablehnungen in der Kindheit sehr stark sind, ist jeder Konflikt eine massive Kränkung. Rückzug und Rache sind dann häufige Reaktionsmuster.
- *Menschen mit einer großen Kampfbereitschaft* fühlen sich schnell angegriffen. Sie konnten Machtkonflikte in der Pubertät nicht befriedigend lösen und befinden sich ständig in einem Kampfzustand. Für sie sind Machtkonflikte in der Partnerschaft auch Wiederholungen der Pubertätskonflikte. Sie kämpft nicht nur mit dem Ehemann, sondern auch mit dem dominanten, verständnislosen Vater. Er fühlt sich nicht nur durch die Ehefrau bedrängt, sondern sieht in ihr auch die dominante Mutter. Es verbindet sich hier aktuelle Problematik mit den Dramen der Kindheit. Das führt meist zur Stabilisierung der vertrauten Lebensmuster. Um diese eingeschliffenen Reaktionsmuster zu überwinden, müssen wir auch über unsere Kindheit, über uns selbst nachdenken – und uns notfalls auch zu einer Therapie entschließen.

2. **Inwiefern habe ich zu viel Angst vor Konflikten**? Waren die Eltern zu bestimmend? Dann geht ein Kind zwangsläufig in die innere Opposition. Noch verhängnisvoller ist die Machtentwicklung eines Kindes allerdings, wenn die Eltern zu schwach oder zu krank sind. Ein Kind wird dann häufig versuchen ihnen zu helfen und eigene Aggressionen und Machtgefühle verdrängen. Diese Verdrängung von Affekten ist wesentlich für die Entstehung einer Hemmung. Der Psychoanalytiker *Harald Schultz-Hencke* vertritt die Auffassung, die meisten Menschen seien gehemmt, könnten sich nicht

durchsetzen, nichts fordern und kämpfen. Und auf diese Friedfertigkeit und Nachgiebigkeit seien sie auch noch stolz. Ihre Angst vor Affekten empfänden sie als vorbildlich, expansivere Menschen lehnten sie als rücksichtslos ab. Und diese innere Einstellung muss man überwinden, um überhaupt einen Zugang zu den inneren Machtquellen zu bekommen. Das ist ein innerer Prozess, bei dem die gesamte Lebensausrichtung eine Neuorientierung erfährt. Es geht letztlich darum, selbstbewusster zu werden, Schuldgefühle abzubauen, auch an sich zu denken, sich wichtig zu nehmen.

3. **Welches Beispiel haben mir meine Eltern gegeben**? Ein wichtiger Faktor für die Entwicklung des Machtverhaltens eines Kindes ist das Vorbild der Eltern. Dies ist das Ergebnis einer neuen Studie, die mit 108 Familien durchgeführt wurde.[59] Durch Tagebuchaufzeichnungen der Eltern wurde erkannt, dass ihre negativen Gefühle auch die aggressive Reaktionsbereitschaft der Kinder förderten. Wenn sich die Eltern besser vertrugen, ließ auch die Aggressionsbereitschaft der Kinder nach. Dabei kam es nicht darauf an, alle Konflikte zu verdrängen. Vielmehr war es wichtig die Machtprozesse so zu gestalten, dass alle ein akzeptables Ergebnis erzielten.
4. **Wie war meine Beziehung zu den Geschwistern und Spielkameraden**? Die Geschwisterbeziehung ist ein wichtiges Übungsfeld für das Austragen von Machtkonflikten. Zunächst hilft diese enge Bindung, die Beziehung zu den Eltern etwas zu lockern, so dass Kinder eher Machtkonflikte mit den Eltern wagen können. Dann lernen Geschwister auch zu streiten, sich durchzusetzen, sich zu vertragen, sich zu entschuldigen und wieder anzunähern. Oft übernehmen ältere Geschwister gewisse Machtfunktionen der Eltern. Sie fühlen sich für die kleineren Geschwister verantwortlich, betreuen sie in der Freizeit, machen mit ihnen Hausaufgaben. Durch dieses frühe Bestimmenwollen entwickeln sie soziale Fähigkeiten, aber auch eine deutliche Machttendenz. In langjährigen Studien wurde nachgewiesen, dass bei der Partnerschaftswahl

vor allem ältere Geschwister mit jüngeren Geschwistern zusammen passen. Jüngere Geschwister sind es eher gewohnt, bevormundet zu werden und im Erwachsenenalter nehmen sie die Orientierung bzw. Verwöhnung durch einen älteren Partner gerne an. Wenn in einer Liebesbeziehung zwei ‚ältere Geschwister' zusammen sind, gibt es oft ‚Mord und Totschlag', weil beide bestimmen wollen. Allerdings wachsen heutzutage viele Kinder allein auf, die soziale Funktion der Geschwister haben dann Spielkameraden und Freunde inne. Auch hier ergibt sich die Frage: Welche Rolle hatten Sie im Kindergarten, in der Schule, in der Gruppe der Gleichaltrigen?

Um Machtkonflikte lösen zu können, müssen wir wissen, wer wir sind: Wir sollten unsere eigenen Stärken, aber auch Verrücktheiten kennen, unsere Ängste und Unzulänglichkeiten. Dann verfügen wir auch über die innere Festigkeit, Machtprobleme halbwegs vernünftig zu bewältigen.

Die Stoßdämpfer der Partnerschaft

Es gibt keine reibungslosen Liebesbeziehungen. Selbst in guten Partnerschaften wird es immer wieder Konflikte und Meinungsverschiedenheiten geben. Doch wie ein gutes Auto verfügen solche Liebesbeziehungen über ‚Stoßdämpfer', sie bewirken, dass wir nicht bei jedem Problem die Machtfrage stellen. Einer dieser Stoßdämpfer ist die Liebe, die vieles verzeiht und erträgt. Der andere Stoßdämpfer der Liebesbeziehungen ist der Humor. Wenn uns in der Partnerschaft der Humor abhanden geht, wird sie über kurz oder lang scheitern. Alle unproduktiven Machtkämpfe zeichnen sich durch eine unendliche Verbissenheit aus. Tatsächlich wirken dann beide Partner oft wie kleine Hunde, die sich ineinander verkeilt haben. Deshalb ist vor allem den Frauen bewusst, dass der Humor in der Partnerschaft entscheidend ist für das Gelingen der Beziehung. Nach meinen Umfragen finden Frauen insbesondere humorvolle Männer attraktiv und diese Eigenschaft ist wesentlich wichtiger als das Verhalten im Bett oder ein knackiger Po. Als man *Katharine Hepburn* einmal fragte, was sie an ihrem Film- und Lebenspartner *Spencer Tracy* fasziniert habe, antwortete sie: *„Sein großartiger Humor.“* Auch in einer Umfrage der *Zeitschrift Brigitte Young Miss* unter Männern und Frauen zwischen 14 und 30 Jahren nannten beide Geschlechter den Humor mit 88 und 86 % an erster Stelle der Eigenschaften, die den Partner besonders begehrenswert machten. Erst danach kamen strahlende Augen, Intelligenz, Selbstbewusstsein und Aussehen.

Wir verlieben uns im Allgemeinen nur in jene Menschen, die über einen ähnlichen Humor verfügen. Sie lachen in den gleichen Filmen, haben einen ähnlichen Sinn für Komik und lieben die gleichen Witze. In der Therapie frage ich seit Jahrzehnten die Patienten nach ihren Lieblingswitzen und bin immer wieder erstaunt, wie klar diese Witze die Lebenssituation eines Menschen widerspiegeln und gleichzeitig zu einer Spannungsminderung führen. Im Bekanntenkreis feierte im letzten Jahr eine alte Dame Geburtstag. Alle wussten, dass die Liebesglut in ihrer Ehe längst erloschen war. Nach dem Essen hielt sie eine Rede, die mit einem Witz endete: „Eine Tochter kommt zu ihrer Mutter und sagt: ‚Ich habe einen kennen gelernt, der trinkt‘ – ‚Mensch‘, sagt die Mutter, ‚lass ihn sein, das wird schlimmer.‘ Nach einem Monat kommt die Tochter wieder zu ihr und sagt: ‚Ich habe wieder einen kennen gelernt, der klaut.‘ – ‚Mensch‘, sagt die Mutter, ‚lass ihn sein, das wird schlimmer.‘ Es wird Herbst, Winter, Frühling, da kommt wieder die Tochter und sagt: ‚Mutter, ich habe wieder einen kennen gelernt, der will mir immer an die Wäsche gehen.‘ – ‚Ach‘, – sagt die Mutter, ‚den kannste nehmen, das gibt sich‘“. Alle lachten herzhaft. In dem kurzen Witz war die Lebenserfahrung dieser humorvollen Frau enthalten. Mit dem Witz hatte sie mit einer fast philosophischen Gelassenheit eine Einstellung zu manchen Kränkungen in der heute noch bestehenden Ehe gefunden.

Humor in der Partnerschaft

Einmal hatte ich ein Paargespräch, bei dem ich mir nicht sicher war, ob die beiden zusammenbleiben würden. Ich fragte sie, warum sie geheiratet hätten. Beide schmunzelten daraufhin und der Mann sagte: „Das ist eine lange Geschichte". Er führte aus, dass sie sich in ihn verliebt hatte, weil er eine so gute Hühnersuppe gekocht hätte. Sie ergänzte, die Hühnersuppe wäre wirklich göttlich gewesen und er habe so heilende Hände gehabt, als sie damals krank gewesen sei. Da habe sie zugreifen müssen – meinte sie lächelnd. Auch er lachte. Offenbar fanden beide diese Aspekte des Kennenlernens komisch. Hinsichtlich eines wichtigen gemeinsamen Lebensereignisses waren sie sich trotz aller Schwierigkeiten einig. Es herrschte noch zwischen beiden ein gemeinsamer Draht. Ich war überzeugt, dass das Paar eine realistische Chance habe, die Schwierigkeiten zu überwinden.

Humor in der Partnerschaft bedeutet nicht nur, dass man gemeinsam lacht und Schwierigkeiten lächelnd toleriert. Humorvoll kann man auch dem anderen Probleme in einer Weise vermitteln, dass er um eine Änderung bemüht sein wird. So sind Neckereien in guten Beziehungen ein beliebtes Kommunikationsmittel. Abgeschwächt durch Komik kann man dem Partner vieles vermitteln, was er sonst abwehren würde. Es ist eben ein großer Unterschied, ob man dem Partner vorwirft, er sei verwahrlost oder ob man ihn als ‚lieben Chaotiker' tituliert. Solche Neckereien entschärfen die Beziehung, indem sie den Partner auf wichtige Schwierigkeiten aufmerksam machen. Auf diese Weise werden entwicklungsfördernde Wahrheiten vermittelt, die sich sonst aufstauen würden.

Es ist immer die Frage, ob der Machtkampf in einer Ehe auch spielerisch-humorvolle Züge besitzt oder ob er bis zum bitteren Ernst geführt wird. Geht es nur darum, dass man so weiterleben möchte oder geht es um die Vernichtung des anderen.

Ein Leben ohne Liebe ist sinnlos
Macht ohne Liebe ist destruktiv
Liebe ohne Macht zerfällt

Die 13 Regeln der Liebe und Macht

Die Problematik ‚Macht und Liebe' ist so vielfältig und schwierig, dass man keine einfachen Handlungsanweisungen geben kann. Jede Partnerschaft ist etwas anders und man müsste, um den Kern der Schwierigkeiten erkennen zu können, diese Beziehung genauer analysieren. Dies ist die Vorgehensweise des Paartherapeuten und er wird erst dann einen sehr individuellen Weg zur Lösung der Probleme vorschlagen. Doch es gibt für alle Partnerschaften allgemeingültige Regeln. Ich habe versucht, sie in diesem Buch ausführlich zu beschreiben und will sie noch einmal in kompakter Weise als die 13 Regeln der Liebe und Macht zusammenfassen:

1. Machtprozesse sind in einer Partnerschaft normal, sie gehören zu einer lebendigen Beziehung dazu.
2. Die Partnerschaftswahl sollte nicht zu sehr aus einem Defizit heraus erfolgen. Sonst sind Sie machtlos und blind bei den Machtprozessen, die unweigerlich die Liebe bestimmen.
3. Achten Sie vor allem auf die Machtkonstellationen, die von Anfang an die Beziehung prägen. Wer wirbt um wen? Wer liebt mehr? Wer geht auf wen ein?
4. Seien Sie skeptisch, wenn der Partner noch gebunden ist, sich innerlich noch nicht gelöst hat oder noch räumlich mit seiner Exfrau zusammen lebt und mit Ihnen nur eine Teilbeziehung eingeht.

5. Seien Sie sich bewusst, dass Sie immer eine Familie heiraten, wenn die Partnerin/der Partner Kinder hat.
6. Je länger Machtprozesse dauern, desto schwieriger sind sie zu bewältigen.
7. Besonders schwierig sind die stillen Machtprozesse zu bewältigen. Suchen Sie notfalls therapeutische Hilfe, wenn der Partner immer psychosomatisch reagiert, sich zurückzieht und ein Gespräch darüber nicht möglich ist.
8. Besonders nervend sind die Machtprozesse der Verweigerung, bei denen man etwas vergisst, verzögert und nicht erledigt und damit den Partner ausbremst.
9. Alle neurotischen Machtprozesse bestehen darin, dass man vom anderen zu sehr abhängig ist. Suchen Sie daher eigene Lebensinhalte und Freundschaften.
10. Offene Gespräche führen immer dazu, dass wir uns in die Welt des anderen besser hineinversetzen können, so dass Kränkungen und Rachesituationen überwunden werden können.
11. Humor ist der Stoßdämpfer, um trotz der Eigenheiten jedes Menschen an die Liebe zu glauben.
12. Gemeinsame Ziele sind wichtig, damit wir die Liebe nicht überbewerten.
13. Jeder ist für die Entwicklung des eigenes Lebens verantwortlich. Kämpfen Sie vor allem mit sich selbst und den eigenen Entwicklungszielen, damit Sie beim Partner zufrieden und zuweilen auch abgekämpft sind.

Die Unlebendigkeit der Macht

Die Machtprobleme in Partnerschaften sind so individuell, dass man kaum allgemeinverbindliche Ratschläge geben kann. Mein Buch hat deshalb eher das Ziel, den Leser anzuregen, ihn für Probleme zu sensibilisieren, so dass er selbst eine Lösung seiner Probleme finden kann. Erkenntnis ist immer die beste Hilfe. Verhaltensmaßregeln sind eher einschränkend, sie sind der Feind der eigenen Erfahrung. Allerdings haben mich zwei Phänomene während meiner Studien besonders berührt: die Abhängigkeit und die zunehmende Unlebendigkeit bei Machtprozessen. Destruktive Macht kann sich nur dort entfalten, wo zwei Menschen von einander abhängig sind. Wenn einer aktiv eigene Freiräume sucht und eine vernünftige Distanz herstellt, werden Machtprozesse immer gedämpft. So wie das Feuer Sauerstoff braucht, ist Macht nur unter der Bedingung von Abhängigkeit denkbar. Das wurde selten so gut geschildert wie in dem Theaterstück: „Wer hat Angst vor Virginia Woolf" von *Edward Albee*. Ein älteres Akademikerpaar streitet sich nur noch, der Biologe George hat resigniert, ist zum Zyniker geworden, seine Frau Martha kann sich nicht mit dem Altern abfinden. Sie ist die Tochter des Rektors, hat Einfluss auf ihren Vater, empfindet aber den eigenen Mann als Versager. In diesem Stück streitet man so, dass die Fetzen fliegen. Und doch ist vieles voraussehbar wie das Verhalten dieser Schwarzwälder Wetterhäuschen: Mal ist sie vorn, mal er. Das ganze sieht aus wie ein mechanischer Prozess, weil alle nur noch auf Vernichtung ausgerichtet sind. Die Kreativität der Liebe ist längst nicht mehr vorhanden. Eine wichtige Rolle in diesem Theaterstück spielt übrigens der Alkohol, der bei vielen Machtprozessen für die Enthemmung des Paares verantwortlich ist.

Jede Partnerschaft enthält immer zwei Elemente: Wir suchen uns einen Partner, bei dem wir die Chance auf einen Neubeginn erhoffen. Gleichzeitig hat dieser Partner aber alle Elemente, die dazu geeignet sind, eine traumatische Erfahrung zu wiederholen. Auf eindrückliche Weise erlebte ich dies kürzlich in der Partnerschaft eines Patienten:

Eine junge Frau, die in der Kindheit wenig geliebt, aber sehr eingeengt wurde, hatte einen Mann geheiratet, dessen Kindheit ebenfalls eher schwierig war. Seine Mutter war sehr bedrängend und stürmisch, er brauchte deshalb einen großen Rückzugsraum. Er war zurückhaltend und gerade dies gefiel der jungen

Frau, die einen sehr bestimmenden Vater hatte. Insofern waren beide lange glücklich. Doch als sie zusammenzogen, verschob sich die Nähe-Distanz-Relation. Er fühlte sich von seiner Frau bedrängt, die sehr forsch auf ihn zuging und bei jeder Verunsicherung wütend reagierte. Er fühlte sich an seine Mutter erinnert und zog sich zurück. Ein Teufelskreis begann, weil keiner aus seiner Rolle mehr herauskam. Beide wiederholten die traumatische Erfahrung der Kindheit: Sie fühlte sich im Stich gelassen, er fühlte sich von seiner dominanten Frau überwältigt. Er hatte nicht gelernt, mit seiner lebendigen Frau mutiger umzugehen und den Rückzug zu vermeiden. Sie hatte es nicht gelernt, über ihre Angst vor Liebesverlust zu sprechen und ruhiger um ihren Mann zu werben. Erst als beide die eigenen Rollen in Frage stellen konnten, fanden sie neue Handlungsspielräume. Wie im Frühling fing die Liebe an zu keimen, das Herz der Partnerschaft an zu schlagen.

Macht ist Rückzug und Sicherung des Lebens

Destruktive Machtprozesse sind stets ein Scheitern der lebendigen Entwicklung. Mir drängt sich immer das Bild einer mittelalterlichen Burg auf, hinter der sich die Einwohner ängstlich verschanzt haben. Der Marktplatz, auf dem noch vor kurzem gehandelt, gefeiert, gesungen und gescherzt wurde, ist wie ausgestorben. Es geht jetzt nur noch darum, den Feind abzuwehren und ihn zu besiegen. Das lebendige Leben ist auf zwei Grundtatbestände reduziert: Er oder Ich. Tod oder Leben. Das ist die Kapitulation der Liebe, die immer darin besteht, sich gemeinsam zu entwickeln, den Mut zum Leben aufzubringen.

Diese Unlebendigkeit beginnt meist damit, dass jeder Partner versäumt seine einseitigen Eigenschaften zu erweitern. Wir schaffen es als Kinder alle nur, eine Haupteigenschaft zu entwickeln. Ein Kind wird dann sehr spontan, aber wenig gründlich, ein anderes lernt seinen Verstand zu gebrauchen, während seine Gefühlswelt unterentwickelt ist. Niemand erreicht das Ziel der Ganzheit. *Nietzsche* meinte einmal, der Charakter sei aus dem verzweifelten Bemühen einer Überwindung von Schwierigkeiten entstanden. Tatsächlich stehen wir in der Kindheit sehr unter dem Druck, den eigenen Weg finden zu müssen und erleben dies oft als einen krisenhaften Prozess. Wir finden vielleicht einen Weg, der uns Sicherheit, Beständigkeit, eine gewisse Angstfreiheit ermöglicht. Dieser Weg ist jedenfalls immer hart erkämpft und es ist so gut wie unmöglich, dass wir gleichzeitig den entgegengesetzten Weg kennen und uns aneignen. Der eher zwanghafte Mensch, der in der Ordnung des Lebens seine innere Sicherheit sieht, wird nicht spontan werden oder in der Abwechslung sein Lebenselixier sehen und die Fülle des Lebens genießen. Und der zurückgezogene, eher distanzierte Mensch wird nicht mit anderen verschmelzen wollen. Und doch spüren wir, dass uns etwas fehlt und suchen die Ergänzung meist im Partner. Da tut sich der stille Mann mit der lebendigen Frau zusammen und beide genießen anfänglich die neu erworbene Ganzheit. Er ist beglückt, wenn sie redet, sie freut sich darüber, dass sie endlich einen Zuhörer gefunden hat. Doch schon nach einigen Wochen gibt es dann erste Zerwürfnisse. Sie empfindet sein Schweigen als Missachtung, er ihr Reden als einen ‚immerwährenden Wasserfall'. Und schon beginnt ein Rückzug auf eigene Positionen. In einer lebendigen Partnerschaft müsste jetzt ein Austausch stattfinden. Er müsste ein wenig mehr aus sich herausgehen und einen Teil von ihr übernehmen. Sie könnte – da sie sich in der Beziehung zu ihm sicher und getragen fühlt – auch ein kraftvolles Schweigen entwickeln. Indem sich jeder in einem Entwicklungsprozess befindet, bleibt die Beziehung lebendig.

Die Macht als Blockade

Bei anhaltenden Machtprozessen fällt immer die Stagnation der Entwicklung beider Partner auf. Jeder verschanzt sich hinter eigenen Argumenten, wagt es nicht mehr, Neues auszuprobieren.

Doch dann fängt die Liebe an zu kränkeln und letztlich kann sie daran sterben. Denn Liebe ist Entwicklung, sie muss atmen und besteht immer darin, dass wir wie beim Atmen äußere Anregungen in uns aufnehmen und integrieren. In diesem Prozess verändern wir uns und können uns von überwundenen Eigenschaften verabschieden. In diesem lebendigen Prozess besteht das Geheimnis des Lebens. Beim anhaltenden Machtprozess kommt dieser Lebensprozess zum Erliegen. Das ist wie ein Kolbenfresser beim Motor, es bewegt sich nichts mehr. Der Motor blockiert, das Auto steht.

Deshalb wirken Machtprozesse immer so unlebendig. Um Machtprozesse zu überwinden, müsste man daher in erster Linie darauf achten, ob das Leben jedes Partners lebendig ist. Ob dies der Fall ist, zeigt sich meist in kleinen Lebenseinstellungen. Ich frage oft Menschen, was sie in den nächsten zehn Jahren vorhaben. Ob es äußere und innere Projekte gibt, an denen sie arbeiten. Wie viel Ratlosigkeit höre ich dann, Erstaunen! Wie viele Menschen haben nie darüber nachgedacht. Vom Alltag des Lebens ermüdet, nach zahllosen Belastungen, Ängsten und Krisen resigniert, sind sie froh, halbwegs über die Runden zu kommen. Die Hoffnung, das eigene Leben zu erweitern, besteht meist nicht mehr. Doch man spürt deutlich, dass noch immer eine Ahnung davon besteht, wie das Leben aussehen könnte. Wenn man die provozierenden Fragen stellt: ‚Bist du glücklich?' und ‚Wie hast du dir das Leben in deiner Jugend vorgestellt?' – wird der Gefragte meist sehr nachdenklich reagieren. Er fühlt sich zutiefst angesprochen und wird manchmal erst nach Tagen antworten können. Dann wird es vielleicht möglich sein, wieder einen Entwicklungsprozess anzustoßen, bei dem wir die inneren Kräfte spüren. Dann können wir auch jene Kämpfe registrieren, die in uns selbst toben und unser Leben bestimmen. Die Machtkämpfe mit dem Partner sind schließlich nur ein Teil jenes Ringens, das unser Leben prägt. Die inneren Machtkämpfe sind ebenso wichtig und notwendig. Für den unruhigen Menschen ist es ein Kampf, einmal für Stunden am Schreibtisch zu sitzen. Für den Schüchternen eine Herausforderung, einmal einen Vortrag zu halten und aus sich herauszugehen. Für den zwanghaften Menschen ist es ein Wagnis, in der Sexualität etwas ungehemmter zu sein. Es ist für uns alle eines der größten Abenteuer, die andere Seite in uns zu entdecken und zu leben. Der produktive Machtkampf besteht darin, die dabei aufkommenden Ängste auszuhalten und mit sich selbst zu ringen. *Nietzsche* hat einmal gemeint, die Machtkämpfe müssten sich immer an Widerständen äußern, Macht sei vor allem das lebendige Denken, Fühlen und Wollen. Der größte Hemmschuh für diese Lebendigkeit steckt bisweilen in uns selbst.[60] Wir müssen also lernen, mit uns selbst zu kämpfen, um unsere Ängste und Bequemlichkeiten zu überwinden. Wer dies schafft, hat die innere Kraft, die Bodenständigkeit und das Augenmass, auch in der Liebe die Machtkämpfe sowohl kraftvoll als auch mit liebevoller Toleranz zu führen. Vor allem sind wir dann in der Lage, die eigenen Aggressionen zu steuern. Es kann nicht sein, dass wir unsere Affekte ständig dem anderen ungezügelt entgegen schleudern. Doch um die eigenen Affekte steuern zu können, brauchen wir eine feste innere Struktur, anders ausgedrückt: Es gehört Ich-Stärke dazu, mit Affekten und mit Macht sinnvoll umzugehen. Damit dies gelingt brauchen wir stabile innere Verhältnisse in Form von wichtigen Lebenszielen, die uns eine Ausrichtung geben und uns das eigene Lebensschiff steuern lassen. Dazu sind wir auf Freundschaften angewiesen, die uns auch in Krisen beistehen. Und wir brauchen viel Selbstvertrauen, denn die wichtigste Partnerschaft, die wir haben, ist immer die mit uns selbst.

Anmerkungen

1 Michael Lukas Moeller, Wie die Liebe anfängt, Reinbek bei Hamburg 2002, S. 77

2 Milan Kundera, Das Buch vom Lachen und Vergessen, München 2004, S. 53 f.

3 Stendhal, Über die Liebe, Berlin 1924, S. 13 f.

4 Marcelle Sauvageot, Fast die Deine, Paris 2004, S. 26

5 Siegfried Helm, Schlechte Autofahrer sind auch schlechte Partner, Studie: Fahrstil lässt Rückschlüsse auf Charakter zu, in: Die Welt, vom 28.5.1997

6 Aus aller Welt: Partnervermittlung: Bridge-Spiel, Tagesspiegel vom 28.5.2000

7 Zitiert nach Flocence Montreynaud, Love, Köln 1998, S. 32

8 zitiert nach: Gerda Marko, Schreibende Paare, Zürich 1995, S. 33

9 Elias Canetti, Die gerettete Zunge, Frankfurt am Main 1981

10 Niccolò Machiavelli, Der Fürst, Frankfurt am Main und Leipzig 2001, S. 51

11 Peter Schellenbaum, Aggression zwischen Liebenden – Ergriffenheit und Abwehr in der erotischen Erfahrung Hamburg 1994, S. 56

12 George R. Bach, Peter Wyden, Streiten verbindet, Frankfurt am Main 1995

13 Niccolò Machiavelli, Der Fürst, Frankfurt am Main und Leipzig 2001, S. 26

14 Siehe hierzu: Clemens von Luck, Innere Kündigung in Beziehungen, Frankfurt am Main 1998

15 Heinrich Böll, Nicht nur zur Weihnachtszeit, München 1998

16 siehe hierzu, Wolfgang Krüger, Eifersucht – die kreative Kraft, Hoffmann und Campe 1987

17 Zitiert nach Flocence Montreynaud, Love, Köln 1998, S. 71

18 Ernest Hemingway, Wem die Stunde schlägt, Frankfurt am Main 1961, S. 307

19 Robin Norwood, Wenn Frauen zu sehr lieben, Die heimliche Sucht gebraucht zu werden, S. 10

20 Zitiert nach: Susan Faludi, Die Männer schlagen zurück, Reinbek bei Hamburg 1993, S. 48

21 Wolfgang Krüger, Die schwierige Kunst der Freundschaft, München 1992

22 Marilyn Monroe/Arthur Miller, Christa Maeker, Reinbek bei Hamburg 1998 [22]

23 Gerda Marko, Schreibende Paare, Suhrkamp 1998, S. 55

24 Annelise Heigl-Evers und Franz Heigl, Lieben und Geliebtwerden, Stuttgart 1974, Geben und Nehmen in der Ehe, Stuttgart 1971, Gelten und Geltenlassen in der Ehe, 2. Auflage, Stuttgart 1980, siehe auch Dieter Wyss, Lieben als Lernprozess, Göttingen 1981

25 Andre Gide, Die Schule der Frauen, München 1966

26 ebenda, S. 37 f.

27 ebenda, S. 72

28 Jürg Willi, Die Zweierbeziehung, Reinbek bei Hamburg 1975, S. 80 ff.

29 Verena Kast, Paare, Stuttgart 1991, S. 15

30 Jürg Willi, Die Zweierbeziehung, Reinbek bei Hamburg 1972, S. 37

31 Peter Döge, Rainer Volz, Männer sind besser als ihr Ruf, in: TAZ vom 17.6.2004

32 Bundesministerium für Familie, Senioren, Frauen und Jugend, „Wo bleibt die Zeit“ 2003

33 Tagesspiegel vom 2.8.2004 (Aus aller Welt, letzte Seite)

34 Claus-Peter Tiemann, Und dann ist der Ehemann plötzlich Rentner, in: Die Welt v. 3.11.1997

35 Das ist auch das Thema der meisten Liebesromane. Effi Briest und Madame Bovary wurden ihren Männern deshalb untreu, weil sie sich langweilten.
36 Martin Andersen Nexo, Morten der Rote, Berlin und Weimar 82, S. 90 f.
37 Nicolai Hartmann, Ethik, 536 f.
38 zur Machtspirale siehe insbesondere: Dietmar Stiemerling, Was die Liebe scheitern lässt, Stuttgart 2000, S. 268 f.
39 Botho Strauß, Der Brief zur Hochzeit, in: Über Liebe, Stuttgart 1989, S. 99 f.
40 Geld sei in der theoretischen Analyse noch immer ein blinder Fleck, schreibt Christine Wimbauer in der eher wissenschaftlichen Abhandlung - Geld und Liebe, Zur symbolischen Bedeutung von Geld in Paarbeziehungen, Frankfurt am Main 2003, S. 14 siehe auch Wolfgang Krüger, Die Faszination des Geldes, München 1998
41 siehe hierzu: Gerlinde Unverzagt, Liebe, Geld und Partnerschaft, Zürich 2000
42 Georg Simmel, Philosophie des Geldes, Frankfurt am Main 1994, S. 318
43 Christine Bauer-Jelinek, Die helle und die dunkle Seite der Macht, Wien 2000, S. 25
44 Peter Schellenbaum, Aggression zwischen Liebenden – Ergriffenheit und Abwehr in der erotischen Erfahrung Hamburg 1994, S. 87
45 Olivia St. Claire, Die Venus in Dir, München 1998
46 Nancy Friday, Verbotene Früchte, Die geheimen Phantasien der Frauen, München 1994, S. 274 (Originalausgabe 1975), siehe auch: Befreiung zur Lust, München 1993
47 Carol Botwin, Sex in der Ehe, Landsberg am Lech 1988, S 182
48 Zitiert nach Carol Botwin, Sex in der Ehe, Landsberg am Lech 1988, S. 197
49 Nancy Friday, ebenda, S. 322
50 Zum Thema Sadomasochismus: Jessica Benjamin, Die Fesseln der Liebe, Frankfurt am Main 1990

51 Heiko Roloff, Mein Mann hat mit ihr nur Sex gehabt, in: Die Welt v. 6.2.1998

52 Alan Posener, John F. und Jacqueline Kennedy, Reinbek bei Hamburg 1998 S. 39, 74 f.

53 Paerl S. Buck, Die große Liebe, Frankfurt am Main 1984, S. 39

54 John M. Gottmann, Die 7 Geheimnisse der glücklichen Ehe, München 2002, S. 20 f.

55 Honoré de Balzac, Zürich 1977, Der Ehekontrakt, S. 136 f.

56 Paerl S. Buck, Die große Liebe, Frankfurt am Main 1984

57 Paerl S. Buck, Die große Liebe, Frankfurt am Main 1984, S. 114

58 Ivan Boszormenyi-Nagy, Geraldine M. Spark, Unsichtbare Bindungen, Stuttgart 1981

59 Psychotherapeutenjornal 1/2005

60 Friedrich Nietzsche, Der Wille zur Macht, Stuttgart 1921, S. 161

Paarlauf

Otto Brink
Liebe kann gelingen
Spielregeln für die Partnerschaft
Band 5632

Die „Ordnungen der Liebe“ wirken in der Tiefe. Wer sie achtet, und ihnen gemäß handelt, lernt Störungspotentiale frühzeitig erkennen.
Ein überraschend neuer Lösungsansatz für die Gestaltung des Lebens zu zweit.

Roswitha Defersdorf
Frischer Wind für die Partnerschaft
Besser miteinander reden
Band 5354

Die Sprache ist Spiegel unserer Wünsche, Ängste und Sehnsüchte. Wir können uns voreinander verbergen oder öffnen. Erhellend und mit vielen Beispielen.

Joachim Engl / Franz Thurmaier
Wie redest Du mit mir?
Fehler und Möglichkeiten in der Paarkommunikation
Band 4887

Wie man richtig spricht und zuhört, Gefühle und Wünsche ausdrückt, Probleme in konstruktiver Weise löst.

Allan Guggenbühl
Hast du mal Zeit für einen Streit?
Wie Männer und Frauen fair miteinander streiten
Band 5849

Konflikte, Meinungsverschiedenheiten, unterschiedliche Bedürfnisse und Gewohnheiten können eine Herausforderung zu mehr Gemeinsamkeit sein.

Wolfgang Hantel-Quitmann
Die Liebe, der Alltag und ich
Partnerschaft zwischen Wunsch und Wirklichkeit
Band 5561

Der Autor schildert anschaulich und humorvoll, wie es gelingen kann, die große Liebe im Alltag wieder zu finden und zu leben.

Christina Lämmer
Zur Partnerschaft gehören zwei
Die Beziehungskrise als Chance nutzen
Band 5685

Krisenzeiten sind die Chance zur persönlichen Weiterentwicklung und zur individuellen Reifung. Schwierigkeiten miteinander sind die optimale Gelegenheit, fähiger für einander und damit als Paar glücklicher zu werden.

Hildegard Nies
Wenn Liebe verwundet
Beziehungskrisen überleben
Band 5558

Dieses Buch macht Paaren Mut, ihre Liebesverbindung immer wieder neu zu wagen, in Krisen Wege hindurch und hinaus zu finden.

Ingrid Riedel
Liebe, die verwandelt
Die Weisheit der Märchen über Liebe, Tod und Neugeburt
Band 5167

Ingrid Riedel erschließt die faszinierende Dynamik, die Liebe und Partnerschaft auszeichnet. Diese Märchen zeigen bildhaft, worum es geht: offen bleiben, kühle Zeiten auch einmal aushalten und zu neuer Lebendigkeit kommen.

Arthur Samuels
Die Kunst der Nähe
Leidenschaft, Treue, Liebe
Band 5603

Die Kunst der echten Verbundenheit: Nähe ohne Enge, Liebe und doch Freiheit. Der bekannte Psychiater und Bestsellerautor verbindet moderne Psychologie mit der Weisheit des Zen.

Erich H. Witte / Helga Wallschlag
Die fünf Säulen der Liebe
Wie Paare glücklich bleiben
Band 5676

Die Autoren haben die Paare selbst befragt. Man kann einiges tun, damit die Liebe bleibt und wächst. Fünf Säulen für eine Beziehung mit Kopf und Herz. Mit Partnerschafts-Fragebogen zum Ausfüllen im Anhang.